**당신이 아픈 건
발 때문이다**

당뇨, 고혈압부터 혈액순환까지

당신이 아픈 건 발 때문이다

기쿠치 마모루 지음 — 나지윤 옮김

유노
라이프
LIFE

아프지 않고 100세까지
건강하게 살기 위하여!

계단을 오르내릴 때 다리와 무릎이 아프다.

조금만 걸어도 피곤하다.

안으로 말리는 발톱이나 굳은살이 생겼다.

냉증, 부종 때문에 고민이다….

이런 증상이 나이가 들어서 어쩔 수 없다고 생각하나요? 아마 몸에서 이런 신호를 보낸다면 '발 건강 수명'이 한계에 이르렀다는 신호일지 모릅니다. "발 건강에도 수명이 있다고요?" 하고 의아해하는 분도 많을 겁니다.

여러 임상과 연구에 따르면, '아무것도 하지 않아도 건강하게 발을 사용하는 연수'는 약 50년이라고 합니다. 만약 50세가 넘었다면 누구나 발을 관리해야 한다는 이야기이지요.

발은
점점 망가진다

100세 시대라고 불리는 오늘날, 누구나 자기 발로 건강하게 걷고 싶어 합니다. 그런데 많은 사람들이 간과하는 사실이 하나 있습니다. 바로 우리 발은 '소모품'이라는 사실입니다.

발은 체중을 지탱하며 걷거나 달리는 신체 부위입니다. 하루에 수천 번 이상 땅바닥과 부딪히며 혹사당합니다. 탈이 나지 않는 게 도리어 이상한 일이지요. 걸을 때마다 발에는 체중의 3분의 1, 뛸 때는 그보다 약 5배의 부담이 가해집니다. 알고 보면 발이야말로 우리 몸에서 가장 망가지기 쉬운 부위 중 하나입니다.

미국에서는 무릎 아래로 증상이 생기면 족부 전문의에게 진찰받는 게 일반적입니다. 발 전문 의학과에서는 무좀이나 염증 등 단순한 외상을 비롯해 무지외반증, 하지정맥류 등 다리 수술부터 신발 깔창을 맞추는 일까지 담당합니다. 족부 전문의는 그야말로 '발에 대한 모든 것'을 다루는 의사인 셈입니다.

그에 비해 한국은 어떤가요? 발을 다치면 일단 가장 가까운 외과를 찾고 심한 경우에만 종합병원에 갑니다. 굳은살이나 티눈이 생겨도 의사에게 진찰받는 사람은 극히 소수에 불과하지요.

발이 건강해야
몸이 건강하다

고령화가 진행될수록 보행이 어려운 사람은 날로 증가할 겁니다. 보행 장애는 일상을 무너뜨리고 심신의 노화를 앞당기는 주범입니다. 아프지 않고 오래 살려면 무엇보다 발을 건강하게 관리해야 합니다.

발만 제대로 관리하면 와병, 우울증, 치매, 심장병, 뇌졸중, 골다공증, 골절, 근감소증, 체력 저하, 고혈압, 당뇨, 고지혈증, 대사증후군, 비만 등이 예방됩니다. 하지만 수많은 사람들이 자기 발이 보내는 구조 신호를 무심코 지나치며 증상을 악화시킵니다.

평생 건강하게 살고 싶은가요? 그렇다면 이 책에서 소개하는 발 관리법을 습관화해 봅시다. 단언컨대 여러분의 발은 한층 더 튼튼하고 젊어질 겁니다. 그렇게 되면 100세까지 활기차게 걷는 일은 더 이상 꿈이 아닙니다. 발 관리야말로 건강한 삶을 위한 첫걸음입니다.

아시아 최초의 발 전문 종합병원장

기쿠치 마모루

발 건강 체크리스트

　잠깐, 시작하기 전에 여러분의 현재 발 건강 상태는 어떤지 확인해 보세요!

□ 걸으면 금방 다리가 저린다.

□ 다리에 냉증이 있다.

□ 무릎에 통증이 있다.

□ 신발 뒤꿈치 안쪽이 닳아 있다.

□ 발톱이 안으로 말려 있거나 발톱이 변형되어 있다.

□ 발이 수시로 붓는다.

□ 무지외반증이 있다.

□ 오래 걸으면 발가락 관절이 마찰되어 아프다.

□ 발가락이 저리다.

□ 자주 넘어지거나 비틀거린다.

□ 발가락을 확실히 구부리거나 펴지 못한다.

□ 발을 모으고 쪼그려 앉으면 발뒤꿈치가 뜨거나 뒤로 넘어진다.

□ 발바닥 아치가 밑으로 주저앉아 발바닥 전체가 지면에 닿는다.

□ 둘째 발가락 끝이나 엄지발가락 뒤에 굳은살이 있다.

□ 맨발로 바닥을 걸으면 아프다.

□ 발에 자주 쥐가 난다.

✔ 체크 개수: 0~3개

0개인 사람은 문제없지만, 1~3개인 사람은 자각증상이 서서히 나타나
기 시작했으므로 방심은 금물입니다. 발 관리를 시작할 때입니다.

✔ 체크 개수: 4~6개

위험 신호! 발이 조금씩 약해지는 중입니다. 자신의 발 상태에 주의를
기울이면서 발 수명을 유지하기 위해 노력해야 할 때입니다.

✔ 체크 개수: 7~9개

절반에 가까운 증상을 느낀다면, 100세까지 건강한 발을 만들기 위해
지금 당장 발 관리를 시작해야 합니다. 오늘부터 당장 실천해 보세요.

✔ 체크 개수: 10개 이상

머지않아 발의 수명이 다해 걷지 못할 가능성이 높습니다. 우선 이 책
에서 소개하는 발 체조를 꾸준히 실천하면서, 족부 전문의를 찾아가
발 상태를 개선해 나갑시다.

'발 건강 체크리스트' 결과는 어땠나요? 결과가 좋지 않다고 걱정할 필
요는 없습니다. 하루에 5분만 관리해도 발은 얼마든지 젊어질 수 있으니
까요.

목 차

◇◇◇ **1장** ◇◇◇

모든 병은
발에서부터 시작된다

◇◇◇ **2장** ◇◇◇

무시하면 안 되는
발의 구조 신호들

◇◇◇ **3장** ◇◇◇

발이 편해야
인생이 편하다

◇◇◇ **4장** ◇◇◇

몸을 살리는
하루 5분 발 체조

◇◇◇ 5장 ◇◇◇
평생 건강하게 유지하는 발 관리법

모든 병은 발에서부터 시작된다

발의 수명은
50년이다

부종, 안으로 말리는 발톱, 관절통, 굳은살, 티눈, 무좀 등…. 이 책을 손에 쥔 여러분은 아마도 발에 대한 갖가지 고민이 있을 겁니다. 하지만 사람들 대다수는 발에 문제가 생겨도 대수롭지 않게 여기지요.

발이 퉁퉁 붓고 얼음장처럼 차가워져도 '자주 주무르고 마사지하면 괜찮아지겠지', 발톱이 안으로 말리거나 굳은살이 생겨도 '심각한 병은 아니니까'라며 방치하기도 합니다.

발이 보내는
신호

발에 나타나는 다양한 증상이야말로 '발 수명'이 짧아지고 있음을 알려 주는 신호입니다. 발은 알게 모르게 우리에게 많은 신호를 보내고 있습니다.

검지발가락 아래쪽에 굳은살이 자꾸 생겨서 고민인가요? 그렇다면 발바닥 아치가 무너져 발에 과도한 부담이 갔을 가능성이 높습니다. 무릎 통증이 만성인가요? 그렇다면 아치가 무너지면서 운동 효율이 극도로 낮아졌을 가능성이 높습니다.

이러한 징후를 간과하고 방치하면 발 수명은 점점 줄어듭니다. 발은 심장과 위장 못지않게 우리 몸에서 매우 중요한 부위 중 하나입니다. 폭음과 폭식을 계속하면 내장이 망가지듯, 발도 무리한 자극을 가하면 갖가지 위험에 노출됩니다.

발을 제대로 관리하지 않고 방치하면 어떻게 될까요? 자기 발로 걷지 못하고 휠체어에 의존하거나 누워 지내는 생활로 이어질 위험이 높습니다. 걷지 못하게 되면 우리 생활에 닥칠 불행은 불 보듯 뻔하지요.

발은 날마다
수백 톤의 무게를 지탱한다

발은 다른 신체 부위보다 빨리 소모됩니다. 가뜩이나 오랜 시간 온몸의 체중을 지탱하는 데다가 걸을 때마다 과도한 무게를 받으니 어찌 보면 당연한 일입니다.

사람의 발은 걸을 때마다 체중의 두세 배에 달하는 무게를 받습니다. 몸무게가 60킬로그램인 사람이라면, 걸을 때마다 좌우 각각 100킬로그램 이상의 무게를 지탱하는 거지요. 참고로 현대인은 하루 평균 6,000~7,000걸음을 걷는다고 하니, 매일 수백 톤에 달하는 무게를 발이 견디는 셈입니다.

우리는 외출할 때 발을 보호하기 위해 신발을 신습니다. 그런데 발에 맞지 않는 신발이나 하이힐을 신으면 발에 가는 무게가 더욱 커집니다. 이렇듯 발은 하루 종일 혹사를 당하는데, 정작 우리는 발 관리에 너무도 소홀한 게 현실입니다.

발 구조를 알아야
건강이 보인다

두 발로 걷는 인간의 발은 매우 복잡한 구조를 보입니다. 우리 발은 26개의 뼈와 이를 연결하는 38개의 관절, 더 나아가 107개의 인대, 32개의 근육, 혈관과 신경, 피부, 발톱, 지방, 림프관 등이 모여 구성되어 있습니다.

여기서는 무릎 아랫부분에 초점을 맞춰 그 구조를 간단히 살펴보겠습니다.

발은 근육 하나만 보더라도 무릎 뒤쪽부터 비복근(장딴지근), 넙치

〈다리의 주요 근육〉

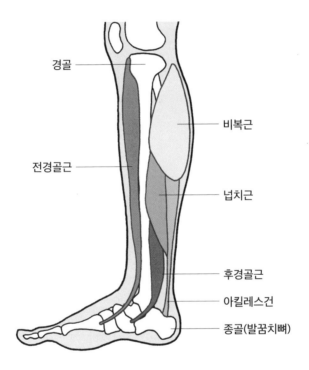

경골

비복근

전경골근

넙치근

후경골근

아킬레스건

종골(발꿈치뼈)

발 건강 체조를 꾸준히 하면 후경골근을 중심으로 많은 근육을 단련할 수 있습니다.

근(가자미근), 전경골근, 후경골근 등 여러 부위가 연결되어 힘을 전달합니다.

그중 발 건강 체조에서 많이 사용되는 종아리 근육은 크게 비복근과 넙치근으로 나뉩니다. 비복근은 무릎부터 발목에 있는 아킬레스건까지 이어지는 근육으로 단거리 달리기, 높이뛰기 등 큰 힘을 쓸 때 주로 사용됩니다. 넙치근은 무릎 바깥쪽 아래에서 아킬레스건으로 연결된 근육입니다. 장거리 달리기 등 지속적인 운동을 할 때, 중심을 잡거나 걸을 때 사용됩니다.

발을 구성하는
뼈와 관절

발은 발가락 끝부터 전족부, 중족부, 후족부로 구분되며 보행 시 각 부위가 중요한 역할을 합니다. 구체적으로 설명하면, 전족부는 앞으로 나아가기 위해 땅을 차고, 중족부는 충격을 흡수하고 균형을 잡으며, 후족부는 지면에 착지해 다음 발걸음을 내딛는 기점이 됩니다.

발은 발 아치를 적절히 내리고 올리면서 몸이 원하는 방향으로

〈발의 뼈와 관절〉

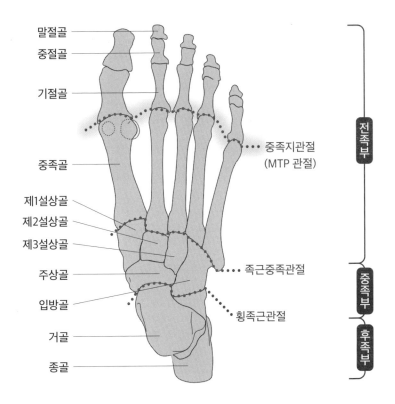

말절골
중절골
기절골
중족지관절
(MTP 관절)
중족골
제1설상골
제2설상골
제3설상골
주상골
입방골
거골
종골
족근중족관절
횡족근관절

전족부
중족부
후족부

발 건강 체조에서 발의 핵심 부위는 발가락과 발 몸체를 이어주는 중족지관절(MTP 관절)이다. 걸을 때 접히는 중족지관절의 유연성이 뒤틀린 아치를 바로잡는 열쇠다.

움직이는데, 이때 수많은 부위가 긴밀하게 결합되어 움직입니다. 만일 어느 한 곳에 이상이 생기면 발이 균형을 잃고, 다른 부위에도 연쇄적으로 악영향을 미칩니다. 무지외반증이나 발톱 질환 등이 대표적인 예시입니다.

이처럼 발의 구조를 알면 균형을 유지하는 일이 얼마나 중요한지 알 수 있습니다. 발의 균형을 유지하려면 다리의 근육과 힘줄을 단련하는 게 필수입니다. 특히 발 아치를 강화하려면, 발뒤꿈치에서 발가락까지 이어지는 근육인 내재근을 잘 단련해야 합니다.

발의 수명을 결정짓는 여러 이유

발 건강을 결정하는 여러 요소 중 특히 양쪽 발에 체중이 균일하게 가는지 아닌지가 매우 중요합니다. 지금 여러분의 발바닥을 살펴보세요. 가운데를 중심으로 완만한 곡선을 이루고 있을 겁니다. 이를 '아치(Arch)'라고 부릅니다.

아치가 적당히 오목한 상태라면 체중이 이상적으로 분산되어 발에 무리를 주지 않고 걸을 수 있습니다. 하지만 아치가 무너지면 발바닥이 지면에 붙어버릴 정도로 내려오는데, 이를 흔히 '평발'이라고 합니다. 우리는 평소에 자기 발바닥을 자세히 관찰할 기회가 많지 않습니다. 그 때문에 아치가 무너지는 중인데도 이를 자각하지 못하는 경우가 많습니다.

발바닥 지방이 사라지면
통증이 시작된다

그렇다면 발의 아치는 왜 무너지는 걸까요? 가장 큰 이유는 '노화'입니다. 누구나 나이가 들면 발의 근력이 떨어지고 덩달아 관절, 근육, 인대 등이 약해집니다. 이로 인해 아치가 무너지면서 평발이 되는 거지요.

한번 발의 균형이 무너지면 과도한 힘이 지속적으로 들어가면서 발의 상태는 갈수록 악화됩니다. 그러다 결국에는 스스로 걷기 힘든 보행 장애에까지 이를 수 있습니다.

아울러 발의 냉증과 부종으로 고민하는 사람들도 많습니다. 냉증과 부종은 혈액과 림프의 흐름이 정체되면 생기기 쉽습니다. 발바닥에는 두툼한 지방이 있어 일종의 쿠션 역할을 하는데, 노화로 피부와 지방이 얇아지면 발바닥 지방 두께도 함께 줄어듭니다. 이 때문에 걸을 때마다 통증이 생기지요. 나이가 들면 혈관도 노화해서 동맥경화가 발생할 수 있습니다.

　이처럼 발의 수명을 결정짓는 요인은 다양하고 복합적입니다. 발에 문제가 생겼을 때 우리가 즉각 대처해야 하는 이유이지요. 그렇지 않으면 증상이 계속 악화되어서 보행 장애로 이어지거나 무서운 합병증을 불러일으킬 수도 있습니다.

각종 질환의
종합병원

평소에 유심히 관찰할 기회가 적지만 발이야말로 다양한 질환에 시달리는 대표적인 신체 부위입니다. 발에 이상이 생기면 골반과 어깨가 틀어지고, 그 부담은 다시 발로 되돌아갑니다. 악순환이 반복되는 겁니다.

발에는 어떤 질환들이 나타날까요? 여기에서는 도쿄 세타가야구에 거주하는 노인들의 발 건강 상태를 조사한 '세타가야 발 건강 프로젝트'의 결과를 소개하고자 합니다.

세타가야
발 건강 프로젝트

세타가야 발 건강 프로젝트 설문조사는 도쿄 세타가야구 노인들의 발 건강 현황을 파악하기 위한 목적으로 실시되었습니다. 구체적으로 방문간호, 데이서비스를 이용 중인 676명(남 255명, 여 421명, 81.7±10.2세)을 대상으로 종이 설문지 및 웹 사이트 설문을 통해 이뤄졌습니다. 가족 구성, 병력, 간병 유무 정도를 포함한 기초 정보와 발 질환 및 발 관리 횟수를 조사했습니다.

발 관련 질환을 크게 발 전반, 발톱, 피부로 나눠서 조사했으며, 질환은 부종, 냉증, 발톱 등 상세히 분류했습니다. 그 결과, 발 전반에 걸쳐 질환을 겪는 사람은 과반수인 62.2퍼센트이며, 특히 부종과 냉증으로 고민하는 비중이 높았습니다.

〈세타가야 설문조사 결과〉

	질환	증상자 비율
발 전반	부종	35.1퍼센트
	냉증	34.6퍼센트
	발가락 변형	21.6퍼센트
	발 저림	18.8퍼센트
	발가락 변색	12퍼센트

발톱	조갑비후증	34.6퍼센트
	안으로 말리는 발톱, 내성 발톱	32.1퍼센트
	발톱 백탁	16.4퍼센트
	발톱 함몰	8.9퍼센트
	발톱 탈락	7.4퍼센트
발 피부	피부 건조	36.5퍼센트
	굳은살 티눈	15.2퍼센트
	발뒤꿈치 갈라짐	5퍼센트
	피부 물집	2.1퍼센트

발톱 관련 고민은 조갑비후증이 1위를 차지했습니다. 조갑비후증이란 발톱이 정상적으로 자라지 않고 두껍게 부풀어 오르는 증상으로, 발톱이 갈라지고 벗겨졌을 때 발생합니다.

이 조사를 보면 우리 발이 평소에 얼마나 많은 질환에 노출되었는지 알 수 있습니다. 여러분이 고민하는 발 질환은 사실 수많은 사람들이 겪는 문제일지도 모릅니다.

발목, 발 아치, 발바닥이 핵심이다

흔히 사람들은 건강해지려면 '걷기가 가장 중요하다'라고 말합니다. 결론부터 말하자면 많이 걷기만 해서는 절대 건강해지지 않습니다. 건강하지 못한 발로 걸으면 오히려 우리 몸에 무리가 갈 수 있습니다.

100세까지 건강하게 살기 위해서는 발 관리를 어떻게 해야 할까요? 다음 세 가지가 핵심입니다.

1. 발목 유연성

2. 발 아치 모양

3. 발바닥 근력

이 세 가지는 발의 균형을 유지하는 필수 요소입니다. 이것만 제대로 단련하면 발의 기능이 점점 회복되어 궁극적으로는 발 수명이 늘어납니다.

그렇다면 발목이 유연해지고, 발 아치가 무너지지 않으며, 발바닥 근력을 키우려면 어떻게 해야 할까요? 비법은 간단합니다. 바로 책에서 소개하는 발 관리법을 꾸준히 실천하면 됩니다.

발 상태에 따라
달라지는 걸음걸이

나이가 들수록 발 아치는 무너지기 쉽습니다. 노화와 함께 근력 또한 떨어지기 때문입니다. 발 아치가 무너져서 평발이 되면, 발이 변형되고 발이 쉽게 피로해지거나 무겁게 느껴집니다. 또한 발을 앞으로 내딛는 추진력이 약해져 터벅터벅 걷게 되어 걸음걸이까지 나빠집니다.

이처럼 발이 바르지 못하면 걸음도 바르지 못하게 됩니다. 더 나아가 바르지 못한 걸음걸이는 각종 통증과 질병을 유발해 건강을 해치는 주범이 됩니다. 결국 평소에 발 아치를 무너트리지 않는 관리가 바르게 걷기 위한 출발점이 되는 거죠.

꾸준히 발 관리를 하여 발목 유연성이나 발 아치 모양, 발바닥 근력이 개선되면 걸음걸이는 저절로 좋아집니다. 다리에 관련된 각종 통증과 냉증, 부종이 해소되는 건 덤이지요.

2장

◇◇◇◇

무시하면
안 되는
발의
구조 신호들

◇◇◇◇

평발을 방치하면
왜 위험할까

우리가 걸을 때 발 아치는 낮아지거나 원래대로 돌아오면서 보행을 돕습니다. 모양을 자연스럽게 변화시켜서 발에 가는 충격을 흡수하고, 발이나 무릎 관절의 부담을 줄여 줍니다.

평소 걷는 모습을 떠올려 보세요. 땅을 디뎠을 때 아치가 휘어지듯 아래로 낮아져서 충격을 흡수하지요. 그런 다음 체중을 발끝으로 옮기고, 아치가 원래대로 돌아가 단단해진 상태에서 발가락으로 땅을 밀어내며 앞으로 나아갑니다.

발목과 무릎이
아픈 이유

만일 아치가 무너진 상태라면 어떨까요? 발을 앞으로 내딛는 추진력이 약해져서 발이 피로해지고 발목과 무릎 등 다른 부위에 부담을 줍니다. 아치가 무너져서 평발이 되면 걸음걸이가 나빠지고 심한 경우 발 변형에까지 이르게 됩니다.

이처럼 평발의 위험성은 심각한 수준이지만 평소 자신의 발이 평발인지 아닌지 확인하기가 어렵습니다. 체중이 실린 상태가 아니라면 아치가 제대로 기능하는지 알 길이 없기 때문입니다.

운동화는 답을
알고 있다

평발이 되면 우리 발은 우리에게 다양한 신호를 보냅니다. 엄지발가락의 제1관절(IP관절) 부위에 깊은 주름이 생기거나 엄지발가락의 중족지관절이 아프거나, 발 측면(안쪽 발목 아래나 바깥쪽 발목 아래)에 통증이 느껴진다면 평발이 원인일 가능성이 높습니다.

평소 끈으로 묶는 운동화를 신을 때 발등을 덮는 운동화 혀에 주목해 보세요. 걷다 보면 조금씩 운동화 혀가 좌우로 어긋나지 않나요? 그렇다면 발 아치가 흐트러져 균형이 무너졌다는 증거입니다. 이러면 평발로 진행될 가능성이 높습니다.

신발 밑창도 중요한 확인 사항입니다. 지금 당장 신발 밑창을 확인해 보세요. 양쪽 모두 균형 있게 발뒤꿈치 바깥쪽이 살짝 닳아 있다면 올바르게 걷는다는 뜻이므로 문제가 없습니다.

반대로 신발 밑창이 좌우가 현저히 다르게 닳아 있다면 아치가 무너졌다는 증거입니다. 그중에서도 발뒤꿈치 안쪽만 심하게 닳았다면 발뒤꿈치가 한쪽으로 기울어서 과도하게 아치가 기울어진 '회내족(過回內)' 상태일 가능성이 높습니다.

걷는 힘을 지탱하는
세 가지 아치

아치 상태를 정확히 진단하는 기준은 단순히 아치 모양이 아니라 아치가 체중을 균형 있게 지탱하는지 아닌지입니다.

병원에 가기가 여의치 않아 스스로 발 아치 모양을 확인하고 싶다면 우선 도와줄 사람이 필요합니다. 먼저 똑바로 선 상태로 협조자

〈삼각형 모양을 이루는 발의 아치〉

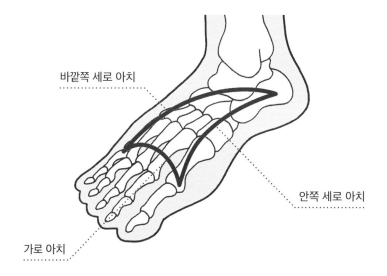

바깥쪽 세로 아치

안쪽 세로 아치

가로 아치

발뒤꿈치를 기점으로 새끼발가락과 엄지발가락을 잇는 삼각형 모양을 이루는 발 아치. 발을 꾸준히 관리하면 아치를 균형 있는 상태로 개선할 수 있다.

가 발 안쪽에서 발의 옆모습 사진을 찍습니다. 그런 다음 바닥을 기준으로 사진 속 발 아치가 어떤 곡선을 그리는지 확인하면 됩니다.

그렇다면 올바른 발 아치는 어떤 모양일까요?

첫 번째, 가로 아치는 위에서 발을 내려다봤을 때 좌우로 퍼져서 다섯 발가락 관절을 연결합니다. 가로 아치가 무너지면 다섯 발가락이 옆으로 넓어지는 '넓적 발'이 됩니다.

대개는 특별한 자각증상이 없지만 그대로 방치하면 무지외반증, 굳은살, 안으로 말리는 발톱 등 각종 발 질환을 유발합니다.

두 번째, 안쪽 세로 아치는 발뒤꿈치와 엄지발가락 관절을 연결합니다. 안쪽 세로 아치는 발바닥 한가운데를 구성하는 주요 부위로, 나이가 들면서 무너지기 쉽습니다. 여기가 무너지면 평발이 되어 발이 쉽게 피로해지고 종아리에 통증이 생기는 등 다양한 증상을 유발합니다.

세 번째, 바깥쪽 세로 아치는 발뒤꿈치와 새끼발가락 관절을 연결합니다.

우리가 통증 없이 바르게 걸으려면 평소 보행을 돕는 세 가지 아치의 균형이 잘 잡혀 있어야 합니다. 아치가 너무 낮거나 너무 높으면 각종 발 질환과 발 변형을 초래합니다.

아치가 평균보다 높은 '하이 아치(High arch)' 상태가 되면 발이 체중을 적절히 흡수하고 분산시킬 수 없습니다. 이로 인해 걷기가 힘들 뿐만 아니라 무릎과 허리까지 통증을 유발하기도 합니다.

발 아치를 의식하며
걸어야 하는 이유

참고로 대한민국에서 선천적으로 평발인 사람은 약 60퍼센트이고, 나머지 40퍼센트는 후천적으로 발생합니다. 여러 이유가 있겠지만, 유전적인 요소와 더불어 아치를 올리는 근력 약화, 노화가 초래한 인대 이완 등이 주요 원인입니다.

평발이 되면 발로 지면을 강하게 차지 못하므로 발이 쉽게 피로해지고 걸을 때 부담이 갑니다. 그 결과 종아리 펌프 기능도 저하되어 혈류가 정체되고, 냉증과 부종 및 신진대사 저하 등 수많은 부작용이 생깁니다.

이렇듯 발 아치는 발 건강에 직결되는 부위임에도 평소 발 아치를 의식하며 걷는 사람은 극히 드뭅니다. 이제부터라도 발 아치에 관심을 갖고 세심하게 관리해야 합니다. 그것이야말로 발 건강을 오래 유지하는 비결입니다.

아킬레스건을 부드럽게
풀어야 하는 이유

발목은 나이가 들수록 유연성을 잃는 대표적인 부위입니다. 발목 유연성에서 가장 큰 비중을 차지하는 게 바로 '아킬레스건'입니다.

발을 구성하는 여러 부위 중에서도 아킬레스건은 가장 중요한 역할을 담당합니다. 종아리와 발뒤꿈치를 이어 주는 이 부위는 인체에서 가장 큰 힘줄이기도 합니다. 종아리 근육이 만드는 힘을 발뒤꿈치에 전달하므로 아킬레스건은 걷고 뛰는 데 필수적인 힘줄이라고 할 수 있습니다.

하이힐을 신으면
경사면 위에 선 것과 같다

여성은 남성보다 굽 높은 신발, 즉 하이힐을 신는 경우가 많습니다. 그런데 하이힐은 아킬레스건에 큰 부담을 주는 신발입니다. 하이힐을 신은 자세는 마치 경사면 위에 서 있는 것과 같습니다. 이는 아킬레스건을 늘리는 스트레칭과 정반대 자세입니다.

따라서 하이힐을 계속 신으면 결국 아킬레스건이 딱딱하게 굳어집니다. 오랜만에 단화를 신었는데 걷기가 불편하다면 아킬레스건이 굳었다는 증거입니다.

아킬레스건이 굳으면 어떤 문제가 생길까요? 우선 아킬레스건이 제 기능을 발휘하지 못하므로 걸을 때 발에 더 큰 부담이 갑니다. 그 결과 발에 부종이나 냉증이 생기며 아치가 무너져 평발이 되기 쉽습니다.

직업 때문에 부득이하게 하이힐을 신어야 한다면 가급적 굽을 낮추고 착용하는 시간을 줄여야 합니다. 또한 평소에 발 관리를 꾸준히 하는 것도 중요합니다. 하이힐을 신고 돌아다닌 날은 밤에 집으로 돌아와 아킬레스건 스트레칭으로 피로를 풀어 주세요.

건강한 아킬레스건을
유지하자

아킬레스건을 제대로 관리하지 않으면 다리 근육의 힘이 발까지 제대로 전달되지 않습니다. 이렇게 되면 걸을 때마다 통증을 느끼고 자주 넘어지는 등 여러 보행 장애가 생깁니다.

아킬레스건을 부드럽게 만드려면 어떻게 해야 할까요? 종아리와 아킬레스건 체조가 가장 효과적인 방법입니다. 아킬레스건 체조는 누구나 쉽게 할 수 있지만 올바른 자세로 하지 않으면 효과가 반감되기 때문에 주의가 필요합니다.

4장에 나오는 종아리 체조를 매일 습관화하면 나이에 상관없이 아킬레스건 유연성을 되찾을 수 있습니다. 간혹 "평소 달리기를 하니까 체조는 안 해도 괜찮다"라고 말하는 사람들이 있는데, 달리기로 근육을 단련할 수는 있지만 아킬레스건을 유연하게 만들 수는 없습니다.

나이 들수록 나타나는 무지외반증

발에 노화가 오면 나타나는 대표 증상으로 무지외반증이 있습니다. 무지외반증은 엄지발가락이 바깥쪽으로 구부러지고 관절은 튀어나온 상태를 말합니다. 남녀 모두에게 흔히 나타나는 증상으로, 발 아치가 무너지면 생기기 쉽습니다.

그 외에도 굽 높은 신발이나 발끝 부분이 얇은 가죽 신발이 원인으로 꼽힙니다. 초기에는 별다른 통증이 느껴지지 않아 자각 없이 증상이 진행되지만, 한번 발이 변형되면 원래대로 돌아가기 어려우므로 각별한 주의가 필요합니다.

올바른 걸음걸이의
중요성

무지외반증이 생기면 발 아치의 균형이 무너져 엄지발가락을 제대로 쓸 수 없습니다. 엄지발가락은 걸을 때 힘을 주고 땅을 밀어내는 기능을 하는데, 이를 못 하게 되므로 보행에 문제가 생기는 건 시간문제입니다.

아울러 원래 엄지발가락이 지탱해야 할 중심이 둘째, 셋째 발가락으로 옮겨가기 때문에 이 부위에 과한 부담이 갑니다. 그 결과 둘째 발가락이나 셋째 발가락에 굳은살이나 염증 등이 생기게 됩니다.

올바른 자세로 걷지 않으면 무지외반증은 점차 악화되고, 심한 경우 수술까지 해야 합니다. 이를 방지하려면 평소 예방이 가장 중요합니다. 발에 맞는 신발을 선택하는 것은 물론, 이미 가벼운 초기 증상이 나타났다면 붕대나 테이프, 의료용 깔창 등을 이용해 교정하는 방법도 있습니다.

이 책에서 추천하는 발 관리법 또한 무지외반증 예방에 효과적입니다. 발 변형이 심해져 수술까지 생각해야 하기 전에 날마다 발을 관리하는 습관을 만들어 봅시다.

〈무지외반증 발의 특징〉

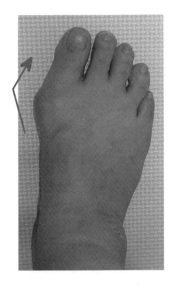

무지외반증 발 상태. 엄지발가락이 바깥쪽으로 구부러지고 관절은 튀어 나와 있다.

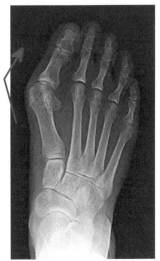

무지외반증 발의 엑스레이 사진. 엄지발가락 뼈가 변형되어 있다.

〈올바른 걸음걸이〉

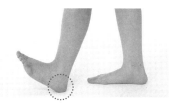

1. 왼쪽 발뒤꿈치부터 착지한다.

↓

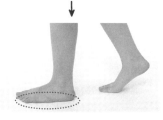

2. 왼쪽 발바닥 전체로 지면을 딛는다.

↓

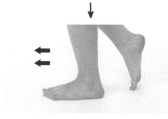

3. 몸을 앞으로 밀어내려고 한다.

↓

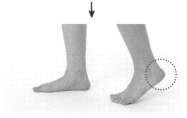

4. 왼발 뒤꿈치가 땅에서 멀어진다.

발목이 굳으면
생기는 악순환

나이가 들면서 마찬가지로 발목 관절도 굳습니다. 일반적으로 발목이 굳는 원인은 발목을 잡아당기는 아킬레스건이 딱딱해진 경우와 관절 자체가 손상되어 딱딱해진 경우, 두 가지입니다.

관절을 소모품이라
부르는 이유

인간의 관절은 노화와 운동 부족으로 움직일 수 있는 범위가 점점 좁아지기 마련입니다. 의식하지 못하는 사이에 발목이 굳은 사람도 많을 겁니다. 한번 시험 삼아 쪼그려 앉아 보세요. 발목이 뻣뻣하다면 그 자세를 오래 유지하기 어려울 겁니다. 심한 경우 뒤로 벌러덩 넘어갈 수도 있습니다(혹시 모르니 뒤에 이불이나 쿠션 등을 깔고 시도해 보세요).

쪼그려 앉은 자세를 오래 유지한다면 발목이 유연하다는 증거입니다. 그렇지 못하다면 하루라도 빨리 발 관리를 시작해야 합니다. 관절이 움직이는 범위를 넓히려면 시간이 금입니다.

본래 관절 연골은 관절을 지탱하고 안정시키는 근력이 약해지면 쉽게 닳아 없어집니다. 관절을 소모품이라고 부르는 이유도 여기에 있습니다. 관절이 손상되는 걸 막으려면 평소 관절의 유연성과 근력을 모두 유지해야 합니다. 무엇보다 발목 관절이 굳으면 여러 부작용이 생깁니다.

첫째, 발목 관절이 제대로 기능하지 못하므로 보행 시 운동 효율이 떨어집니다. 경우에 따라서는 걷는 자세가 크게 흐트러져 무릎이나 허리 등 다른 신체 부위에 지장을 주기도 합니다.

둘째, 발목 관절 자체에 염증이 생길 수 있습니다. 이렇게 되면 걷기가 더욱 힘들어져서 외출을 꺼리게 되는 악순환이 발생합니다.

걷기가 좋다고
무작정 걸으면 안 된다

많은 전문가들이 '걷기'의 중요성을 강조하곤 합니다. 하지만 이 말이 통증이 심하게 느껴지는데도 무리하게 걸으라는 뜻은 아닙니다. 많이 걸을수록 건강 효과가 정비례하게 나타나지는 않습니다.

사람에 따라서는 8,000걸음 이상 걸으면 관절이 상하는 등 오히려 역효과가 나타나는 경우도 있습니다. 결국 자기 몸 상태를 고려해 자신에게 맞는 걸음 수를 찾는 게 더 중요합니다.

당장 걷기 자체가 불편하다면 집에서 가벼운 발 건강 체조를 연습하면서 다리가 굳는 것을 예방할 수 있습니다. 또한 장거리를 걸은 뒤에는 발목을 돌리고, 아킬레스건을 늘리는 등 근육을 풀어 주는 체조와 혈액순환을 촉진하는 마사지를 하는 습관을 들이는 게 중요합니다.

발에도
심근경색이 생긴다

　대한민국에서 암에 이어 두 번째로 사망률이 높은 질병은 심장에서 혈관이 막혀서 생기는 심근경색입니다. 심근경색이란 혈관이 좁아지거나 막히면서 심장이 충분한 혈액과 산소를 공급받지 못해 심장 근육이 괴사하는 병을 말합니다. 그런데 놀랍게도 이러한 심근경색은 발에도 생길 수 있습니다.

발이 항상
차갑다면 의심할 것

발에 있는 혈관이 막히면 처음에는 발 저림이나 발 냉증처럼 사소한 증상부터 나타나기 시작합니다. 특히 무릎 아래쪽 체온이 현저하게 낮거나 한쪽 발이 유독 차갑게 느껴진다면 주의해야 합니다. 어떤 이유로 혈류가 정체되었을 가능성이 높습니다.

이러한 현상을 방치하면 혈액순환이 저하되어 점차 발가락 혈색이 사라집니다. 심장 근육에 산소가 부족해서 일시적 통증이 생기는 걸 '협심증'이라고 하듯, 이 단계는 '발 협심증'에 해당합니다.

이 상태가 지속되면 가볍게 걷기만 해도 종아리에 통증이 느껴집니다. 나중에는 걷거나 움직이지 않아도 통증이 느껴지며 최악의 경우 발가락이 괴사합니다. 그만큼 발의 심근경색은 무서운 병입니다.

발과 몸은
동전의 양면과 같다

발의 심근경색은 특히 당뇨병 환자에게 발생하는 합병증 중 하나입니다. 2021년 기준 세계 당뇨병 환자 수가 5억 명을 돌파했습니다. 미국 워싱턴대 보건계량분석연구소 연구진이 1990~2021년 세계질병부담연구 데이터를 종합 분석한 결과, 2050년 세계 당뇨병 환자는 13억 명에 이를 걸로 예상됩니다. 실로 두려운 예측이 아닐수 없습니다.

잘못된 걸음걸이는 다양한 질병을 유발합니다. 반대로 당뇨병이나 통풍 등의 질병에 걸리면 심한 경우 걷지 못하게 됩니다. 이처럼 발과 우리 몸 전체의 건강은 동전의 양면처럼 밀접한 관계입니다.

건강하게 오래 살고 싶은가요? 그렇다면 무엇보다 건강하게 오래 걷는 게 중요합니다. 발을 건강하게 유지하는 일이야말로 건강하게 걷고 오래 사는 전제 조건입니다.

이렇듯 발이 보내는 신호들은 평소 세심히 신경 쓰지 않으면 그냥 지나치기 쉽습니다. 대부분 발의 노화가 자신도 모르는 사이에 진행되는 이유가 여기에 있습니다. 그러므로 발이 보내는 구조 신호들을 평소 민감하게 파악해야 합니다. 이와 더불어 발 건강을 유지하고 수명을 늘리는 관리를 습관화할 필요가 있습니다.

3장

발이
편해야
인생이
편하다

건강한 발로
걸어야 하는 이유

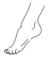

"인체의 노화는 발에서 시작된다"라는 말처럼 나이가 들면서 발에 불편함을 느끼는 사람이은 점점 늘어납니다. 누구도 노화를 피할 수는 없습니다. 우리가 할 수 있는 일은 가급적 매일 걷고 계단을 이용하는 등 발의 노화를 늦추기 위해 노력하는 겁니다.

비단 발에 국한된 이야기가 아닙니다. 모든 신체 부위는 적당히 사용하지 않으면 점점 노화의 길을 걷게 됩니다. 건강하게 오래 살려면 규칙적인 운동이 꼭 필요한 이유이지요.

'걷기는 건강에 좋다'라는 말은 누구나 아는 상식입니다. 하지만 구체적으로 어떤 효과가 있을까요? 정확히 얼마나 걸어야 할까요? 일본에는 이에 대한 답을 들려주는 연구가 있습니다. 바로 신체 활동과 질병 예방의 상관관계를 조사한 '나카노조 연구'입니다.

하루에 8,000걸음이면
충분하다

일본 군마현에 위치한 나카노조 마을에서는 2000년부터 65세 이상 거주민 5,000명을 대상으로 평소 운동 빈도, 생활 습관, 수면 시간, 식습관 등을 관찰해 왔습니다. 특히 피험자 5,000명 중 2,000명에 대해서는 혈액검사와 유전자 분석을 실시해 건강 상태를 더 상세히 살펴보았으며, 그중 500명에게는 만보기를 휴대시켜 1일 걸음 수와 속도를 365일 기록하게 했습니다.

이러한 면밀한 연구를 거쳐 연구진은 건강을 유지하려면 어떤 운동을 얼마나 해야 하는지를 구체적으로 파악했습니다. 결론부터 말하자면, 하루에 8,000걸음이 건강 유지 및 증진에 가장 이상적인 걸음 수입니다.

〈나카노조 연구 결과〉

걸음 수	빨리 걷는 시간	예방 가능한 질병 및 증상
4,000걸음	5분	• 우울증
5,000걸음	7.5분	• 장기요양등급 상태(돌봄이 필요한 상태) • 치매(혈관성 치매, 알츠하이머병) • 심장 질환(협심증, 심근경색) • 뇌졸중(뇌경색, 뇌출혈, 지주막하출혈)
7,000걸음	15분	• 암(결장암, 직장암, 폐암, 유방암, 자궁내막암) • 동맥경화 • 골다공증 • 골절
7,500걸음	17.5분	• 근감소증 • 체력 저하(특히 75세 이상의 하체 근력 및 보행 속도)
8,000걸음	20분	• 고혈압 • 당뇨병 • 지질이상증 • 대사증후군(75세 이상인 경우)
9,000걸음	25분	• 고혈압(정상 고혈압) • 고혈당
10,000걸음	30분	• 대사증후군(75세 미만인 경우)
12,000걸음	40분	• 비만

※ 나카노조 연구(도쿄 건강장수의료센터 연구소)를 바탕으로 작성

　여기에 20분 이상의 중강도 활동이 포함되면 각종 질병을 예방하는 효과까지 있다고 합니다. 여기서 말하는 중강도 활동이란 땀이 살짝 날 정도로 빨리 걷기를 뜻합니다. 걷기 외에도 걸레질이나 가벼운 체조 등 다소 숨이 차지만 타인과 대화가 가능한 수준의 운동이라면 뭐든 괜찮습니다.

제대로 걸으면
병이 사라진다

전 세계 족부 전문의들이 왜 나카노조 연구 결과에 주목했을까요? '걸으면 건강해진다'는 사실을 구체적인 수치로 증명했기 때문입니다.

걷기야말로 온몸을 단련하는 운동이며, 다양한 풍경을 오감으로 접하면서 뇌의 기능이 활성화되어 정신 건강에도 도움이 됩니다. 즉 걷기는 몸과 마음 모두를 건강하게 만드는 명약인 셈입니다. 나카노조 연구 결과를 요약하면 다음과 같습니다.

첫 번째, 하루에 2,000걸음을 걷는다면 근육이 단련되어 나이가 들어도 건강하게 걷는 시간을 늘릴 수 있다.

두 번째, 하루에 4,000걸음을 걷는다면 혈류 촉진은 물론, 걸으면서 보는 풍경과 오감으로 느끼는 감각이 뇌에 자극을 주어 우울증이 예방된다.

세 번째, 하루에 7,000걸음을 걷는다면 혈류가 안정되고 혈관이 튼튼해져 암과 동맥경화가 예방된다. 더욱이 혈관과 근육은 물론 뼈도 단련되므로 골다공증과 골절도 예방되는 효과가 있다.

네 번째, 하루에 8,000걸음을 걷는다면 고혈압, 당뇨, 지질이상증이 예방된다.

더욱 흥미로운 사실은 만보기를 휴대한 것만으로도 사람들이 의식적으로 걸으려고 하는 경향이 있다는 점입니다. 나카노조 연구 대상자들은 만보기를 휴대하면서 이전보다 하루 평균 2,000걸음을 더 걸었습니다. 만보기가 걸음 수를 늘리는 동기부여가 된 겁니다.

심지어 이 연구로 주민들 평균 건강이 좋아져 나카노조 마을의 국민건강보험 의료비가 절감되는 결과도 나타났습니다. 한 사람 한 사람이 건강 수명을 유지하는 게 지자체의 재정 악화를 개선하는 효과까지 발휘한 셈이지요.

우울증과 치매를
예방할 수 있다

건강한 발로 매일 일정 거리를 걸으면 신체를 비롯해 정신까지 치유되는 효과가 있습니다. 오늘날 우울증은 현대인에게 만성 질병으로 인식될 만큼 흔한 질병이며, 날로 그 비중이 증가하는 추세입니다. 이러한 우울증을 치료하는 데 효과적인 방법으로 각광받는 것 중 하나가 바로 '걷기'입니다.

본래 운동은 근육과 혈류뿐만 아니라 다양한 부위에 영향을 미칩니다. 뇌도 그중 하나인데, 팔다리를 규칙적으로 흔들면서 운동하면 그 리듬이 뇌에 자극을 줘서 '세로토닌'이라는 신경 안정 물질이 분비됩니다. 산책을 하면서 기분이 좋아진다면 세로토닌이 분비된다는 증거입니다.

걷기는 인지 기능을
향상시킨다

걷기는 치매 예방에도 도움이 됩니다. 걷는 동안 혈류가 증가하면 기억을 관장하는 '해마'라는 부위가 활성화되어 인지 기능이 향상됩니다. 또한 뇌에 혈액이 충분히 공급되기 때문에 뇌 기능이 활성화됩니다. 참고로 뇌 신경세포는 혈류 감소에 극도로 민감하며, 한번 손상되면 다시는 재생되지 않는 특성이 있습니다.

보행이 힘들어진 노인이 침대에만 누워 지내다 보면 치매에 걸릴 확률이 높아집니다. 이는 운동 부족으로 뇌에 공급되는 혈액이나 혈류가 감소하기 때문입니다.

나카노조 연구에도 하루에 일정 시간을 걷는 사람일수록 치매에 걸릴 확률이 낮다는 결과가 있습니다. 규칙적인 걷기와 인지 기능이 밀접한 연관이 된다는 사실을 알 수 있는 대목입니다.

그러니 기분이 우울하다고 집안에만 틀어박혀 있지 말아야 합니다. 뇌 기능 저하를 예방하고 싶다면 더더욱 말이지요. 오히려 기분전환 삼아 가벼운 산책을 해 보는 건 어떨까요? 적당한 운동으로 몸을 움직이고 아름다운 경치를 보며 오감을 자극하면, 가라앉은 기분도 한결 나아질 겁니다.

제2의 심장
종아리를 지켜라

우리가 걸을 때마다 발에 통증을 느끼는 건 어찌 보면 당연한 일입니다. 바닥에 닿을 때마다 발에는 내 몸 체중 이상의 무게가 전달되니까요. 아무리 젊고 건강한 발을 가진 사람이라도 하이킹이나 트레킹 등 장거리를 걷고 나면 무릎이나 발목에 통증이 생기는 건 어쩔 수 없는 현상입니다.

그렇기 때문에 평소에 발을 건강하게 관리하는 일이 가장 중요합니다. 그중에서도 특히 관심을 가져야 할 부위가 바로, 종아리입니다.

종아리 근육이
중요한 이유

혼히 '종아리는 제2의 심장이다'라는 말이 있습니다. 동맥이 혈액을 몸 구석구석으로 내보내는 역할을 한다면, 정맥은 혈액을 심장으로 돌려보내는 역할을 합니다. 이때 동맥에서는 심장의 펌프 작용으로 혈액을 내보내지만, 정맥에서는 종아리 근육의 펌프 작용으로 혈액을 밀어 올립니다.

가슴 위치에 있는 심장에서 다리 쪽으로 혈액을 보내는 일은 비교적 쉽습니다. 하지만 다리 쪽에서 가슴으로 혈액을 밀어 올리려면 중력을 거스르는 강한 힘이 필요합니다. 이때 종아리 근육이 강력한 펌프 역할을 해 줍니다.

종아리 정맥 안에는 하체로 내려온 혈액이 심장으로 다시 올라갈 때 역류하지 않도록 막아 주는 판막이 달려 있습니다. 그런데 노화로 근육이 감소하고 운동 부족으로 대사 활동이 저하되면, 혈액을 밀어 올리는 힘이 약해져 혈관에 혈액이 자꾸 쌓이게 됩니다. 이렇게 정체된 혈액은 판막에 부담을 주기 때문에 나중에는 정맥 안에 혈액이 쌓여서 혹처럼 변하는 하지정맥류로 이어지기 쉽습니다.

또한 종아리에는 근육을 발뒤꿈치로 이어 주는 아킬레스건이 있는데, 이곳도 나이가 들면 유연성을 잃는 부위 중 하나입니다. 아킬레스건이 딱딱해지면 종아리 근육을 제대로 사용하지 못해 종아리 펌프 기능이 저하됩니다.

이로 인해 혈액순환이 저하되면서 부종과 냉증이 생기는 거지요. 심한 경우 정맥 안에 혈액이 정체되고 굳어서 혈전이 형성되기도 합니다. 이를 '심부정맥 혈전증' 또는 '이코노미 클래스 증후군'이라고 부릅니다.

종아리 펌프 기능을 회복하자

종아리가 이토록 중요한 기능을 하는 만큼 우리는 평소 종아리를 '제대로' 사용해야 합니다. 종아리 펌프 기능을 회복하면 그만큼 혈액순환이 개선되어 다양한 질병을 예방할 수 있습니다.

앞서 나이가 들면 근력이 떨어진다고 했습니다. 그렇다면 종아리 펌프 기능을 회복하고 유지하는 방법은 없을까요?

밤마다 종아리 마사지를 하면 된다고 생각하는 사람도 있습니다.

물론 아킬레스건 주변을 부드럽게 마사지하면 부종을 개선하고 통증을 예방하는 데 도움이 될 수는 있습니다. 하지만 이는 어디까지나 일시적인 효과일 뿐, 근본적인 해결책은 아닙니다.

그보다는 하루에 5분이라도 꾸준히 발을 관리하는 게 효과적입니다. 아킬레스건은 한번 굳어도 스트레칭을 꾸준히 하면 다시 유연성을 되찾을 수 있습니다.

발이 젊어지면
냉증이 사라진다

요즈음 남녀노소를 불문하고 발의 냉증으로 고민하는 사람이 많습니다. 특히 남성보다 상대적으로 근육량이 적은 여성의 경우, 겨울철만 되면 신발을 신고 걸을 때 발가락이 무감각해진다며 냉증을 호소하곤 합니다.

냉증이란 혈류가 정체되어 발끝 체온이 유지되지 않는 상태를 말합니다. 선천적으로 모세혈관이 가늘어서 생기기도 하고, 호르몬 균형이나 자율신경 상태에 따라 일시적으로 혈관이 수축되어 생기기도 합니다. 극도의 스트레스를 받거나 긴장하면 손이 갑자기 차가워지는 경우가 있는데, 이는 후자에 해당합니다. 손발이 차가워지는 수족냉증을 해소하려면 어떻게 해야 할까요? 역시 건강한 발로 매일 걷기가 최고의 방법입니다.

혈관을 관리해
발을 젊게 만들기

나카노조 연구에서도 중강도 운동을 포함한 걷기는 신진대사를 높이고 지방을 태우는 효과가 있다고 입증했습니다. 근육은 전체가 혈액 덩어리라고 할 만큼 구석구석에 혈액이 공급되어야 제대로 기능을 발휘하는 조직입니다.

규칙적인 운동으로 근육에 자극을 주면 그만큼 혈액이 원활하게 공급됩니다. 요컨대 날마다 일정 시간 이상을 걸으면 체온이 따뜻해지기 쉬운 몸이 되어 냉증이 개선된다는 이야기입니다.

냉증이 지속되면 체내에 지방이 쌓이기 쉬운 상태가 됩니다. 이를 방치하면 고혈당, 고혈압, 지질이상증, 동맥경화 등에 걸릴 위험이 커집니다. 그러므로 냉증으로 고민하는 사람은 근육을 단련해서 혈관을 건강하게 관리해야 합니다.

혈관과 자율신경은 나이와 상관없이 누구나 건강하게 관리할 수 있습니다. 나이가 들었다고 포기하기엔 이릅니다.

발을 꾸준히 관리하면 냉증과 부종이 해소되면서 발이 젊어지기 시작합니다. 거듭 강조하지만 발이야말로 우리 건강을 지탱하는 토대입니다. 발이 젊어지면 몸은 저절로 젊어집니다.

발의 노화를
예방하자

최근 들어 다양한 분야에서 '프레일(frail, 노쇠)'이라는 용어가 자주 사용되고 있습니다. 이는 노화로 몸과 마음의 기능이 떨어져서 일상생활에 지장을 초래하는 상태를 의미합니다.

동시에 적절한 개입으로 일상생활이 다시 가능하도록 회복할 수 있는 상태이기도 합니다. 참고로 노화로 음식물을 스스로 씹지 못하는 상태를 '구강 프레일', 노화로 스스로 걷지 못하는 상태를 '발 프레일'이라고 합니다.

발 프레일을
막아라

나이가 들면 기초 체력이 떨어지기 쉽습니다. 체력이 부족해 외출할 일이 줄어들면 자연히 운동도 멀리하기 마련입니다.

발 프레일을 방치하면 어떻게 될까요? 스스로 걷지 못해 줄곧 누워 지내거나 간병이 필요한 상태에 이르게 됩니다. 결국 모든 문제는 활동량이 줄어들면서 시작되는 셈입니다.

이 과정을 단계별로 살펴보면 다음과 같습니다.

1단계: 일상적인 활동량이 줄어들면서 맞이하는 '사회적 프레일'.

2단계: 부종, 내성 발톱 등 각종 발 질환이 생겨서 걸을 때마다 피로감을 느끼는 '발 프레일'.

3단계: 관절이 움직일 수 있는 범위가 줄어들고 근육의 기능이 저하되어 보행에 지장이 생기는 '보행 프레일'.

4단계: 스스로 걷지도 먹지도 못하게 되어 침대에 누워 지내면서 간병이 필요한 상태가 되는 '장애기'.

다음에 나오는 그림만 봐도 알 수 있듯이, 발이 무너지면서 생기

〈발 관리로 프레일 예방하기〉

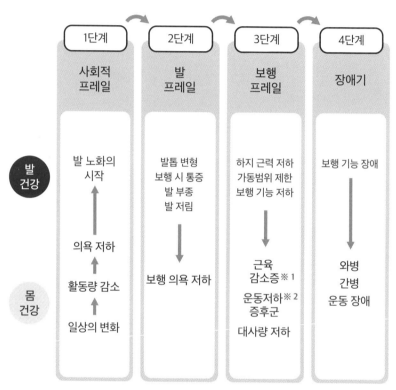

	1단계	2단계	3단계	4단계
	사회적 프레일	발 프레일	보행 프레일	장애기
발 건강	발 노화의 시작 ↑ 의욕 저하 ↑	발톱 변형 보행 시 통증 발 부종 발 저림 ↓	하지 근력 저하 가동범위 제한 보행 기능 저하 ↓	보행 기능 장애 ↓
몸 건강	활동량 감소 ↑ 일상의 변화	보행 의욕 저하	근육 감소증※ 1 운동저하※ 2 증후군 대사량 저하	와병 간병 운동 장애

※ 1 : 노화로 발생하는 골격 근력 저하
※ 2 : 서기, 걷기 등의 이동 기능이 저하된 상태

는 다양한 문제와 그 부작용은 이루 말할 수 없을 정도입니다. 이러한 사태를 막으려면 어떻게 하면 좋을까요? 스스로 자유롭게 걸을 수 있는 지금, 프레일에 다다르지 않도록(프레일 단계라면 진행 속도를 멈추도록) 당장 오늘부터 발 수명을 늘리는 노력을 기울여야 합니다.

일상에서 무리 없이 실천할 만한 수준에서 가볍게 시작해 봅시다. 습관이 되면 점차 발 기능이 회복되고 있음을 체감할 수 있을 겁니다.

스스로 발이 젊어진다고 느끼면 발 관리를 꾸준히 할 의욕과 보람이 생깁니다. 그럴수록 걷기가 더욱 즐거워질 겁니다. 이러한 선순환을 만들어 가는 것이야말로 프레일을 방지하는 최고의 비법입니다.

4장

몸을
살리는
하루 5분
발 체조

하루 5분으로
젊은 발 만들기

나이가 들면 먼 거리까지 걷기 힘들어지고, 여기저기 통증이 느껴지는 등 발의 불편함을 느끼는 사람들이 부쩍 늘어납니다. 그렇다고 '이제 나이가 들어서 어쩔 수 없다', '어차피 낫기 어렵다'라며 포기하지 않기를 바랍니다.

발은 노력하기에 따라 얼마든지 젊어지고 건강해질 수 있습니다. 이번 장에서는 하루에 단 5분만 투자하면 누구나 손쉽게 할 수 있는 발 건강 체조를 소개합니다. 방법은 간단하지만 효과는 강력하지요. 우선 발 체조로 건강을 되찾은 사례를 살펴보겠습니다.

오전에 하면
더 효과를 본다

발목 유연성, 발 아치 모양, 발바닥 근력 이 세 가지 요소가 단련된다면 발 수명이 늘어나서 평생 건강하게 걸을 수 있습니다. 흔히 '단련한다'라고 하면 힘들고 어려운 운동을 떠올리기 쉽지만, 여기서 소개하는 발 건강 체조는 놀라울 만큼 간단합니다.

누구나 부담 없이 실천할 수 있으면서도 비복근, 가자미근, 후경골근, 발의 내재근 등 건강하게 걷는 데 필요한 근육을 튼튼하게 만들어 줍니다.

체조는 하루 중 언제 해도 상관없지만, 가장 좋은 시간대는 오전입니다. 하루 활동을 시작하기 전에 발 건강 체조를 하면 발 상태가 활성화되어 효과를 더 확실히 체감할 수 있습니다.

한 달 동안 하루에 단 5분만 발 건강 체조를 해도 발가락 힘, 보폭, 걷는 속도가 확연히 달라짐을 느낄 수 있습니다.

발 건강 체조
체험 후기

체험자 01: 77세 여성

고민: 나이가 들수록 툭하면 걸을 때 넘어지고 발이 퉁퉁 부어올

랐습니다.

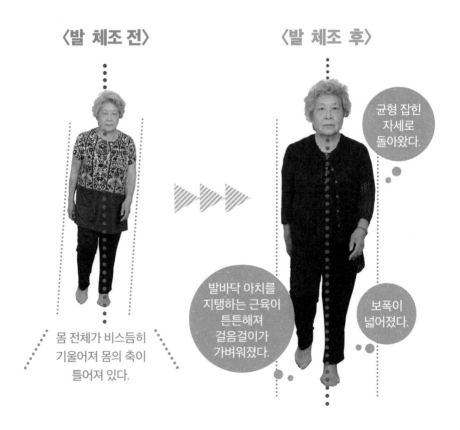

〈발 체조 전〉

〈발 체조 후〉

몸 전체가 비스듬히
기울어져 몸의 축이
틀어져 있다.

균형 잡힌
자세로
돌아왔다.

발바닥 아치를
지탱하는 근육이
튼튼해져
걸음걸이가
가벼워졌다.

보폭이
넓어졌다.

첫 번째 체험자는 나이가 들면서 다리가 둔해져 툭하면 넘어지기 일쑤였습니다. 1년 넘게 발이 통통 부어올라 마사지를 포함해 다양한 치료를 받았지만, 별반 효과를 보지 못했습니다. 최근에는 당뇨 진단을 받아 치료를 시작했는데 부종은 여전했습니다. 그러던 중 발 체조를 배웠고 집에서 따라했습니다.

체조를 꾸준히 하다 보니 발 여기저기 관절이 뻣뻣하게 굳었다는 사실을 알게 되었습니다. 무리하지 않고 꾸준히 체조를 실천했더니 관절이 조금씩 부드러워졌습니다. 한 달이 지나자 걸을 때 예전보다 덜 넘어지고 다리 부기도 훨씬 빠졌습니다. 덕분에 이제는 외출이 두렵지 않습니다.

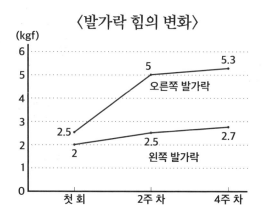

〈발가락 힘의 변화〉

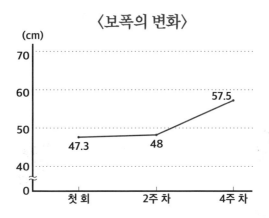

〈보폭의 변화〉

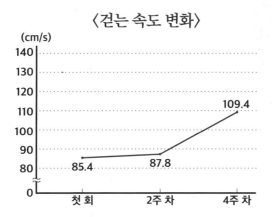

〈걷는 속도 변화〉

체험자 02: 80세 여성

고민: 넘어져서 무릎을 심하게 다친 뒤로 날마다 휠체어에 앉아
　　　지냈습니다.

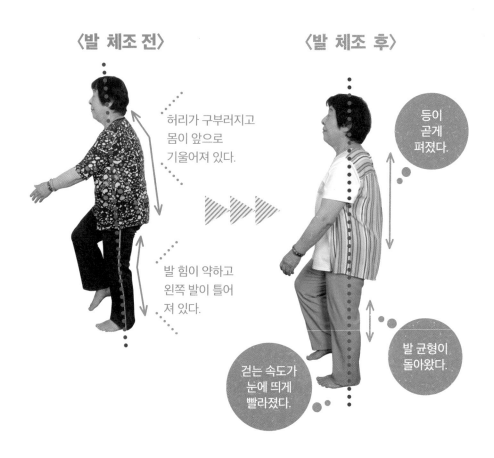

〈발 체조 전〉　　　　　　　〈발 체조 후〉

허리가 구부러지고
몸이 앞으로
기울어져 있다.

발 힘이 약하고
왼쪽 발이 틀어
져 있다.

등이
곧게
펴졌다.

걷는 속도가
눈에 띄게
빨라졌다.

발 균형이
돌아왔다.

두 번째 체험자는 몇 달 전 실수로 넘어져 무릎을 다친 뒤, 가볍게 걷는 일조차 힘들었습니다. 그렇다고 마냥 누워 지낼 수는 없어 집 안에서는 급한 대로 휠체어에 앉아 생활했는데, 그러다 보니 점점 발이 굳어지고 둔탁하다고 느꼈습니다. 이러다가 발을 영영 못 쓰겠다 싶어 재활 목적으로 발 체조를 시작했습니다.

처음에는 발목을 돌리는 일조차 힘들 만큼 발목이 돌처럼 뻣뻣했습니다. 그러다 체조를 시작한 지 2주째부터 조금씩 발목이 부드러워졌다고 느꼈습니다.

두 번째 체험자는 이제 종아리도 부드러워져서 더 이상 휠체어에 의존하지 않고 자유롭게 걸어 다닙니다. 앞으로 평생 발 체조를 실천하면서 발을 건강하게 관리할 예정입니다.

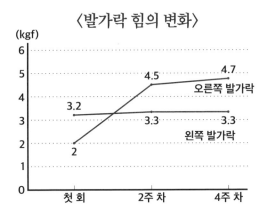

〈발가락 힘의 변화〉

〈보폭의 변화〉

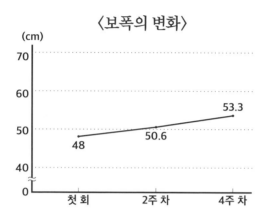

〈걷는 속도 변화〉

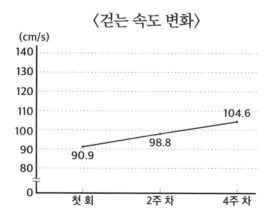

체험자 03: 80세 여성

고민: 다리 골절로 걷기가 힘들어졌고, 만성 발 저림도 낫지 않아
고민이 많았습니다.

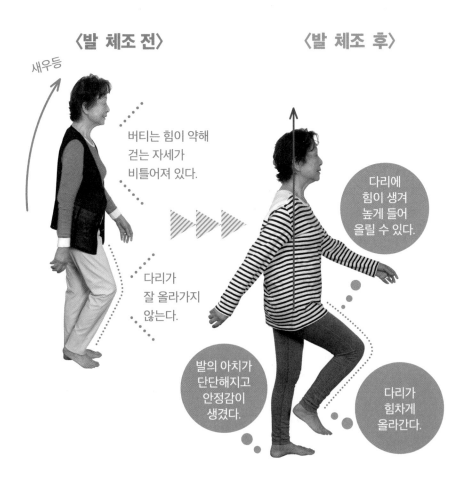

〈발 체조 전〉

새우등

버티는 힘이 약해
걷는 자세가
비틀어져 있다.

다리가
잘 올라가지
않는다.

〈발 체조 후〉

다리에
힘이 생겨
높게 들어
올릴 수 있다.

발의 아치가
단단해지고
안정감이
생겼다.

다리가
힘차게
올라간다.

세 번째 체험자는 평소 정기적으로 하루 40분씩 걸으며 건강을 관리해 왔는데, 쇄골이 골절되면서 한동안 걷지 못했습니다. 그러다 보니 다리가 점점 굳는 느낌이 들었습니다. 최근에는 만성 발 저림도 심해져, 자칫 스스로 걷지 못하는 게 아닐까 걱정스러웠습니다.

그러던 중 발 체조를 하게 되었고, 2~3일 정도 지나니 요령이 생겨서 꾸준히 실천했습니다. 그렇게 일주일에서 열흘가량 지나자 걸을 때 발바닥을 중심으로 다리에 힘이 들어가는 걸 느꼈습니다. 발 저림도 한결 나아졌고요. 평소 집에서 도보 12~13분 거리에 있는 역까지 가려면 중간에 한두 번은 앉아서 쉬어야 했는데 이제는 쉬지 않고 걷습니다.

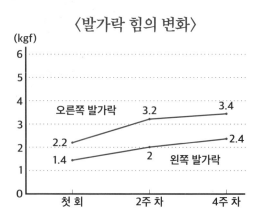

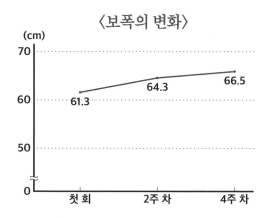

〈보폭의 변화〉

(cm)

61.3 64.3 66.5

첫 회 　 2주 차 　 4주 차

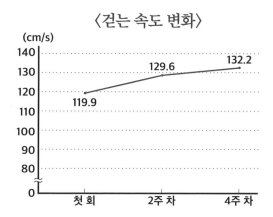

〈걷는 속도 변화〉

(cm/s)

119.9 129.6 132.2

첫 회 　 2주 차 　 4주 차

그 외
발 건강 체조 후기

54세 남성

평소 마라톤이 취미인데 어느 날부터 발목 안쪽에 통증을 느끼기 시작했습니다. 병원에서 인대를 다쳐서 깔창을 깔아도 효과가 없고 통증이 가라앉을 때까지 발이 쉬어야 한다는 조언을 받았습니다.

마라톤을 쉬는 동안 우연히 이 책의 발 체조를 알게 되어 꾸준히 집에서 연습했습니다. 2주가 지나자 인대 손상으로 생긴 통증이 조금씩 사라졌고, 지금은 걷는 데 지장이 없을 정도로 발 상태가 좋아졌습니다.

62세 여성

몇 년 동안 티눈이나 발 저림으로 고민이 많았습니다. 기쿠치 마모루 선생님이 발 체조를 추천해 주셔서 꾸준히 연습했습니다.

그 뒤로 발 저림은 물론 부종까지 개선되어 발이 점점 건강해지는 걸 몸소 느꼈습니다. 건강한 장수를 위해 평생 발 체조를 계속해 나갈 생각입니다.

45세 남성

40세가 넘을 무렵부터 출퇴근길에 5분 이상 걸으면 엄지발가락 관절이 욱신욱신 아프고, 10분 이상 걸으면 오른쪽 무릎 관절에 통증이 느껴졌습니다. 이대로는 안 되겠다 싶어 병원을 찾았습니다.

의사 선생님으로부터 추천받은 발 체조를 시작한 지 일주일 만에 몇 년 동안 고민하던 엄지발가락 관절 통증이 거짓말처럼 사라졌고, 3주 만에 오른쪽 무릎 관절 통증도 느껴지지 않았습니다. 좀 더 일찍 알지 못해 아쉬울 따름입니다.

발 체조 시작 전,
1분 준비운동

평소 몸이 뻣뻣하거나 운동을 자주 하지 않은 상태로 발 건강 체조를 시작하면 발에 무리가 갈 수도 있습니다. 따라서 근육이 놀라지 않도록 간단한 준비운동으로 몸을 부드럽게 풀어 주는 게 중요합니다. 1분 준비운동에서 다른 준비물은 필요 없습니다. 집에 있는 의자 하나면 충분합니다.

하지만 운동을 꾸준히 해 왔고, 체력에 자신 있다면 바로 발 건강 체조부터 시작해도 좋습니다.

준비운동 및
시작 자세

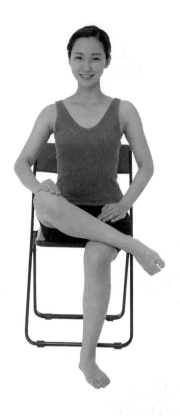

의자에 앉아 다리를 꼰다. 너무 깊숙이 앉지 말고 다리를 꼬기 쉬

운 자세로 살짝 걸터앉는다.

발목 돌리기
운동

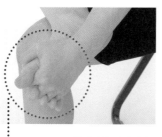

1

천천히 손가락을 발가락 사이에 넣고 깍지 끼듯 잡는다.

발가락 끝이 뻣뻣하고 통증이 있다면
발끝을 감싸는 느낌으로 잡아도 괜찮다.

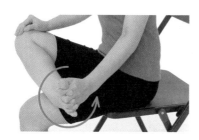

2

안쪽으로 빙글빙글 10회 돌린다.

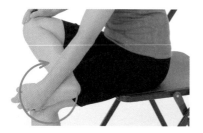

3

바깥쪽으로도 빙글빙글 10회 돌린다. 왼쪽 다리도 똑같이 반복한다.

발가락
운동

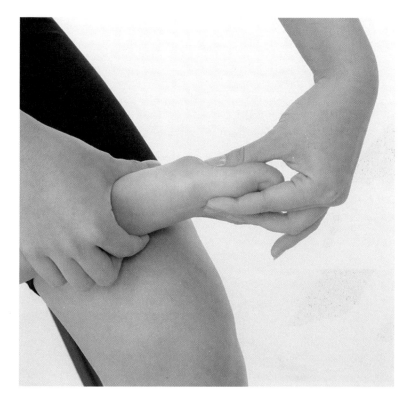

①

오른손으로 엄지발가락과 발바닥을 이어 주는 중족지관절 아랫부분을 지그시 누르고, 왼손으로 엄지발가락 중족지관절 윗부분을 꼬집듯이 잡는다.

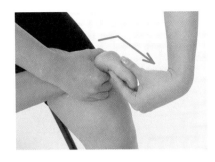

이 상태에서 엄지발가락을 바깥쪽으로 몇 초 동안 구부린다. 이때 너무 힘을 주지 않도록 유의한다.

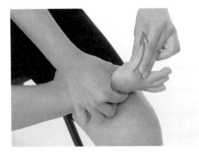

이번에는 엄지발가락을 안쪽으로 구부린다. 발가락 끝이 아니라 발가락 중족지관절부터 구부린다.

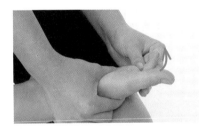

다른 발가락도 같은 방식으로 구부리고 왼쪽 발도 똑같이 반복한다.

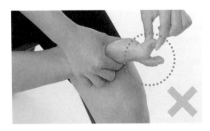

주의사항

발가락 끝만 잡으면 발끝 부분만 구부러진다.

2분 종아리 체조:
발목 유연성 회복

이번 체조는 굳은살, 아치, 냉증, 부종을 개선하는 데 효과적입니다. 아킬레스건을 방치해 두면 나이가 들면서 점점 굳어집니다.

종아리 체조로 아킬레스건 유연성을 회복하고 관절이 움직이는 범위를 넓혀 봅시다.

올바른 자세로 해야 효과가 높습니다. 왼발과 오른발 각각 20초씩 3세트, 2분만 투자해 보세요!

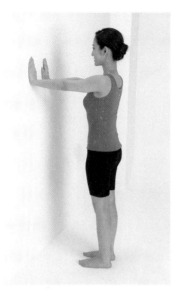

1

벽 앞에 서서 양손으로 벽을 짚는
다(의자 등받이를 이용해도 좋다). 양
손 팔꿈치가 곧게 펴지는 거리를
유지한다.

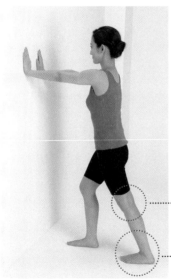

2

왼발을 한 걸음 뒤로 뻗는다. 발
끝은 똑바로 앞을 향하고 무릎을
굽히지 않은 채로 발뒤꿈치를 완
전히 바닥에 붙인다.

무릎을 구부리지 않는다.

발끝은 똑바로 한다.

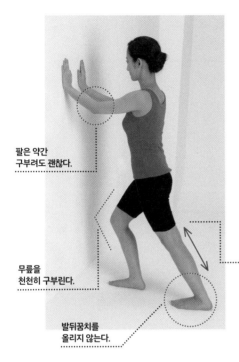

3

조금씩 벽에 체중을 주어 왼쪽 무릎 뒤쪽이 팽팽해지도록 오른쪽 무릎을 천천히 구부린다. 좌우 발끝은 똑바로 앞을 향하도록 하면서 발을 바꿔 똑같이 반복한다.

팔은 약간 구부려도 괜찮다.

종아리를 쭉 편다.

무릎을 천천히 구부린다.

발뒤꿈치를 올리지 않는다.

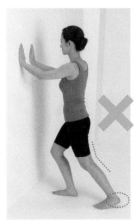

주의사항

무릎이 구부러지거나 발뒤꿈치가 뜨면 아킬레스건이 충분히 늘어나지 않는다. 발끝은 똑바로 앞을 향하도록 주의한다.

1분 발목 체조:
발 아치 모양 개선

이 체조는 관절 유연성, 굳은살, 냉증, 부종에 효과가 좋은 방법입니다. 발 아치를 당겨 올리는 근육을 단련하려면 무릎 뒤쪽에서 발뒤꿈치 쪽으로 뻗은 후경골근을 비롯해 여러 근육에 힘을 주어야 합니다.

여기서 소개하는 체조는 발 아치를 형성하는 근육을 단련시켜 줍니다. 발바닥으로 바닥을 쓰는 모습을 떠올리면서 하면 더 좋습니다. 왼발과 오른발 각각 10초씩 10회 3세트, 총 1분만 투자해 보세요!

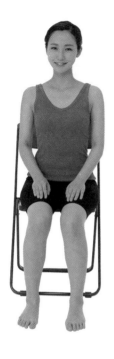

1

의자에 살짝 걸터앉고 다리는 어깨너비로 벌린다.

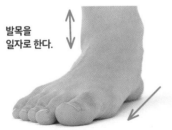

발목을
일자로 한다.

발끝을 살짝
바깥쪽으로 한다.

2

발바닥을 바닥에 딱 붙인 채로 발목은 최대한 일자로 곧게 편다. 발끝은 살짝 바깥쪽으로 향하게 한다.

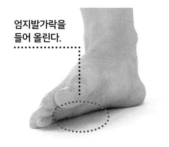

엄지발가락을
들어 올린다.

3

발뒤꿈치와 새끼발가락을 바닥에 붙인 채로 발목을 살짝 굽히면서 엄지발가락을 들어 올린다.

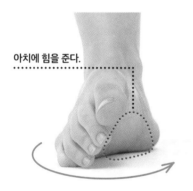

아치에 힘을 준다.

4

그 상태에서 새끼발가락으로 바닥을 문지르듯 발목을 안쪽으로 움직인다. 종아리 안쪽 근육을 사용하는 느낌으로 해 보자. 왼발도 똑같이 반복한다.

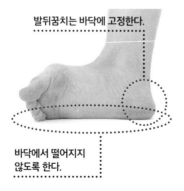

발뒤꿈치는 바닥에 고정한다.

바닥에서 떨어지지
않도록 한다.

❗ 꼭 확인하기

무릎을 고정한 채로 새끼발가락을 바닥에서 떼지 않도록 유의한다.

2분 발바닥 체조:
발바닥 근력 향상

　이 체조는 혈류, 냉증, 부종, 발톱, 굳은살, 아치를 개선해 주는 체조입니다. 발가락과 발바닥의 근육은 자기도 모르는 사이에 굳어지기 쉽습니다. 이 상태가 계속되면 아치가 무너지고 냉증이나 부종이 생기기도 합니다.

　이를 방지하기 위해 발바닥 근육(발뒤꿈치부터 발가락으로 이어지는 근육)을 단련하고 발의 기능을 되찾는 체조를 해 봅시다. 왼발과 오른발 각각 20초씩 5회 3세트, 총 2분만 투자해 보세요!

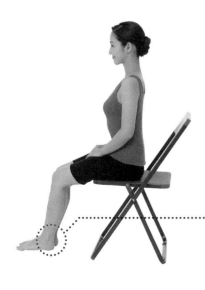

의자에 살짝 걸터앉는다. 다리
는 어깨너비로 벌리고 모든 발
가락을 바닥에 내려놓는다.

발목이 무릎보다 앞에 오도록 한다.

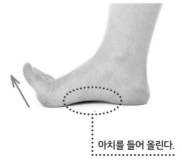

발바닥은 바닥에 댄 채로 모든
발가락을 위로 젖힌다. 이때,
아치를 강하게 당기는 느낌이
나야 한다.

아치를 들어 올린다.

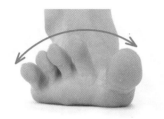

❗ 꼭 확인하기

발가락을 젖힐 때는 발가락 사
이를 가능한 한 넓게 벌린다.

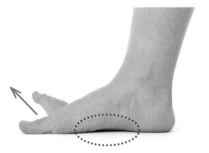

3

2의 상태에서 엄지발가락만
내린다. 다른 발가락은 젖힌
채로 아치가 내려가지 않도록
한다.

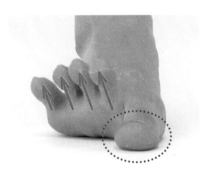

❗ 꼭 확인하기

엄지발가락을 내릴 때는 발
뒤꿈치가 뜨지 않도록 아치
에 힘을 준다.

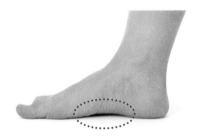

4

아치는 그대로 들어 올린 채
로 나머지 네 개 발가락도 내
려놓는다.

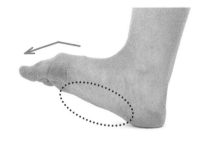

바닥을 잡는 느낌으로 아치
에 힘을 주고 모든 발가락 관
절(중족지관절)을 안쪽으로 구
부린다. 그 상태로 발끝을 들
어 올린다. 좌우 각 5회 반복
한다.

더 간단한
종아리 체조:
발목 유연성 향상

오랫동안 운동을 멀리하다 보면 다리 근육을 쭉 펴는 일조차 버거울 수 있습니다. 무리하면 뜻밖의 부상을 당할 위험이 있으니, 통증을 느낀다면 억지로 따라할 필요는 없습니다.

앞에서 소개한 체조가 힘들다면 난이도를 낮춘 간편 체조부터 시작해 보는 건 어떨까요? 조금씩 유연성과 아치, 근력을 회복한 뒤 본 체조를 시작해도 늦지 않습니다.

이 체조는 굳은살, 아치, 냉증, 부종을 개선하는 데 효과적입니다. 똑바로 선 상태에서 체중을 싣는 게 어렵다면 바닥에 앉은 상태에서 종아리 체조를 해 봅시다. 양발을 뻗기 힘들면 한쪽 다리만 쪼그려 앉아서 해도 좋습니다. 요가 매트를 바닥에 깐 다음 수건을 한 장 준비하세요. 왼발, 오른발 각 20초씩 2세트, 총 2분이면 충분합니다!

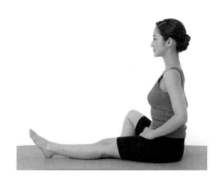

1

바닥에 앉아서 한쪽 다리만 쪼그려 앉는 자세를 취한다. 이때 허리는 곧게 편다.

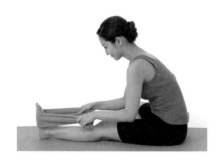

2

준비된 수건을 발가락에 걸고 양 끝을 잡는다.

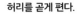
허리를 곧게 편다.

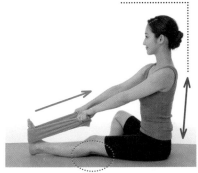

3

반동을 주지 않고 다리를 앞으로 당긴다. 이때 숨을 멈추지 않도록 유의하자. 오른쪽 발도 똑같이 반복한다.

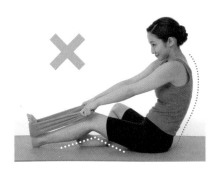

주의사항

무릎이나 허리가 구부러지면 종아리가 충분히 늘어나지 않으므로 조심하자.

더 간단한
발목 체조:
무너진 아치 모양 개선

이 체조는 관절 유연성, 굳은살, 냉증, 부종을 개선하는 데 효과
적입니다. '1분 발목 체조'가 힘들다면 발목을 올렸다 내리는 체조
부터 시작해 보는 건 어떨까요?

한쪽 다리를 꼬고 의자에 앉은 다음 종아리 안쪽 근육에 힘이 들
어가도록 의식하면서 발목을 위아래로 움직이면 됩니다. 왼발과
오른발 각각 20초씩 3세트, 총 2분만 투자해 보세요!

1

의자에 살짝 걸터앉은 다음 한쪽 다리를 꼰다. 이때 등 근육은 펴고 긴장을 푼다.

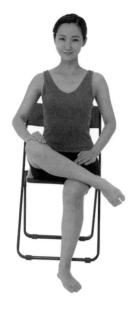

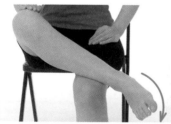

2

다리를 꼰 쪽 발끝을 천천히 아래로 향하게 한다. 이때 발 끝까지 곧게 펴도록 유의하자.

▼ 옆에서 본 모습

발바닥이 자기 쪽에서 보이지 않도록 유지하면서 내린다.

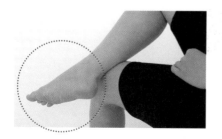

주의사항에 주목하자!

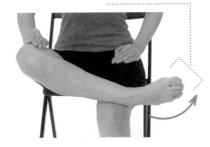

3

이번에는 반대로 발끝을 천천히 위로 향한다. 발로 가볍게 주먹을 쥔다고 생각하자.

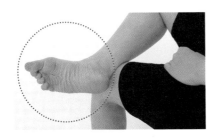

▼ 옆에서 본 모습

발바닥이 자기 쪽에서 보이도록 단단히 힘주어 들어 올린다.

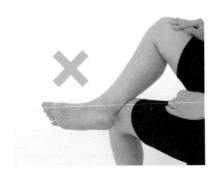

주의사항

제대로 구부리지 않으면 자기 쪽에서 발바닥이 보이지 않는다. 발바닥이 천장을 향하는 느낌으로 힘차게 올린다.

더 간단한
발바닥 체조:
발바닥 근력 강화

혈류, 냉증, 부종, 발톱, 굳은살, 아치를 개선하는 데 효과적인 체조입니다. 발바닥으로 바닥을 쓸듯이 돌리는 게 힘들다면 수건을 사용해도 좋습니다.

처음에는 근육통이 느껴질 수 있지만 이는 발바닥 근육이 단련되고 있다는 증거니 안심해도 됩니다. 오른발, 왼발 각각 5회 20초씩 3세트, 총 2분만 투자해 보세요!

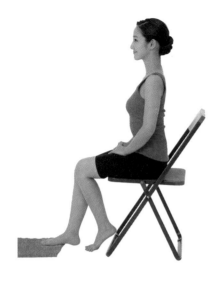

1

의자 앞에 수건을 깔고 의자
에 살짝 걸터앉는다. 오른발
을 앞으로 내디뎌 수건 위에
올려놓는다.

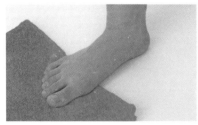

2

엄지발가락 관절(중족지관절)
부분이 수건 가장자리에 닿도
록 한다.

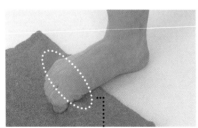

발가락 관절부터 구부린다.

3

발가락 끝이 아니라 발가락
관절(중족지관절)부터 구부려
서 수건을 집는다.

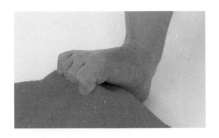

 4

그대로 다섯 발가락으로 수건을 집어 올린다. 발뒤꿈치가 뜨지 않도록 한다.

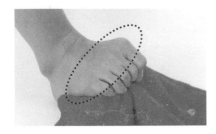

❗ 꼭 확인하기

발로 주먹을 쥐는 느낌으로 수건을 잡아당긴다. 발가락 관절(중족지관절)부터 단단히 구부린다.

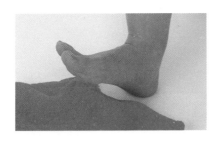

5

다섯 발가락을 힘차게 벌려서 수건을 놓는다.

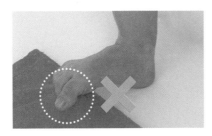

주의사항

발가락 끝으로만 수건을 쥐면 아치를 만드는 근육이 단련되지 않아 효과가 반감된다.

5장

평생
건강하게
유지하는
발 관리법

올바른 걸음걸이를 위한 신발 선택법

지금까지 발을 관리해야 하는 이유와 발 건강 체조 등을 살펴보았습니다. 발은 날마다 사용하는 부위이므로 일상에서도 주의해야 할 점이 몇 가지 있습니다. 예를 들어, 여러분은 새 신발을 살 때 어떤 기준으로 고르나요?

물론 취향에 맞는 디자인도 중요합니다. 하지만 아무리 멋진 디자인의 신발이라도 발에 과도한 부담을 준다면 발 건강에는 치명적입니다. 이번 장에서는 발을 건강하게 유지하기 위해 자신에게 맞는 신발을 고르는 요령을 소개합니다.

치수: 발끝에는
1~1.5센티미터의 여유를 두자

신발을 고르기 전에 우선 중요한 건 자기 발 치수를 아는 겁니다. 대다수 성인은 자기 발 치수를 제대로 측정해 본 경험이 없을 겁니다. 어렸을 때는 신발이 작아질 때마다 발 치수를 한 치수씩 올리다가, 성장기가 끝난 뒤에는 '나는 ○○ 크기가 맞아'라며 쭉 그 치수를 고수해 왔을 겁니다.

가능하다면 '맞춤 신발' 전문가가 있는 상점을 방문해 발의 정확한 치수를 측정해 보기를 추천합니다. 아울러 구두가게에서 신발을 신어볼 때는 다음 내용을 유념합시다.

첫 번째, 신발이 단단히 고정되어 신발 안에서 발이 흔들리지 않아야 합니다. 발끝에는 1~1.5센티미터 정도 여유를 두고 엄지발가락을 신발 속에서 가볍게 구부릴 수 있는 치수가 적합합니다.

단, 제조사나 디자인, 소재에 따라 착용감이 다르므로 다양한 회사의 여러 신발을 신어 보고 가장 맞는 신발을 선택합시다.

두 번째, 신발을 신고 매장 안을 걸을 때 발등과 발뒤꿈치 부분이 단단히 고정된 느낌을 받는다면 자신에게 적정한 치수입니다. 만약 신발이 꽉 끼어서 답답하거나 걸을 때마다 발뒤꿈치가 들썩거리던다면 치수를 다시 선택해야 합니다.

신발 밑창: 너무 딱딱하지도 너무 부드럽지도 않은 게 좋다

신발의 밑창도 매우 중요합니다. 너무 딱딱한 밑창을 선택하면 발이 지면에 착지할 때 충격을 충분히 흡수하지 못해 무릎과 발목에 무리가 갑니다. 그렇다고 너무 부드러우면 발이 쉽게 지치고 굳은살이 생기기 쉽습니다.

발 건강을 우선시한다면 고무 밑창이 있는 운동화가 가장 좋지만, 격식 있는 자리에서 운동화를 신는 건 예의가 아닐 수도 있습니다. 정장에 어울리는 가죽 신발을 고를 때는 밑창이 너무 딱딱하지도, 너무 부드럽지도 않으면서 발 움직임에 따라 유연하게 구부러지는 신발을 선택해야 합니다. 덧붙이자면 신발 안쪽의 깔창은 앞발 부분에 쿠션이 있으며 발 모양과 맞는 게 가장 좋습니다.

디자인: 끈으로
단단히 묶는 신발이 좋다

디자인 취향은 사람마다 다르지만, 발 전문의 입장에서는 패션을 조금 양보해서라도 끈으로 발등을 고정하는 신발을 추천합니다. 걸을 때 발이 체중을 충분히 지탱하면서 균형 있게 이동하려면 신발과 발이 자연스럽게 고정되어야 하기 때문입니다.

여성이라면 발 전체가 앞으로 쏠려 발끝에 체중이 실리는 하이힐 보다, 발목과 발등을 고정해 주는 부츠가 바람직합니다. 부득이하게 하이힐을 신어야 한다면 발목을 고정하는 끈이 달린 걸 선택합시다.

발끝: 당신의 발끝은
어떤 유형인가?

올바른 걸음걸이를 위해서는 자기 발 유형에 맞는 신발을 선택해야 합니다. 그러려면 우선 자기 발끝이 어떤 모양인지 알아둘 필요가 있습니다. 일반적으로 사람의 발끝 모양은 이집트형, 그리스형, 스퀘어형으로 나뉩니다.

〈신발을 고를 때 알아야 할 발가락 유형〉

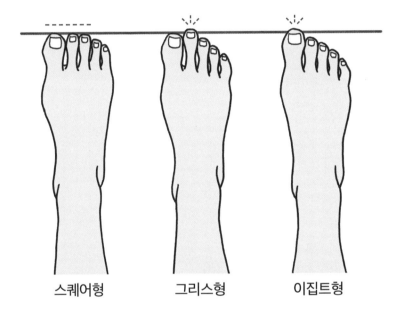

스퀘어형   그리스형   이집트형

가장 많은 유형은 엄지발가락이 가장 긴 이집트형입니다. 이 유형이라면 엄지발가락 부분부터 새끼발가락까지 비스듬히 곡선을 그리는 오블리크형 신발이 적합합니다.

둘째 발가락이 가장 긴 그리스형은 발끝을 정점으로 좌우 대칭의 곡선을 그리는 라운드형 신발이 적합합니다. 마지막으로 엄지발가락과 둘째 발가락의 길이가 거의 같은 스퀘어형은 발끝이 네모난 스퀘어형 신발이 적합합니다.

신발을 사기 전에 먼저 자신이 어떤 유형인지 알면 발 모양에 맞는 신발을 찾기가 수월해집니다. 덧붙여 신발 발끝은 신었을 때 발가락이 닿지 않고 살짝 여유를 두는 게 좋습니다.

신발을 고를 때 주의할 점: 굽 높이는 4센티미터 이내로

여성은 직장이나 행사 등에서 굽 높은 신발을 신어야 할 때가 있는데, 이런 신발은 발에 큰 부담을 줍니다. 직업상 어쩔 수 없이 하이힐을 신어야 한다면 조금이라도 발에 부담을 덜 주는 신발을 선택해야 합니다. 하이힐을 신었을 때 발은 경사면 위에 서 있는 자

〈하이힐이 발가락에 부담을 주는 모습〉

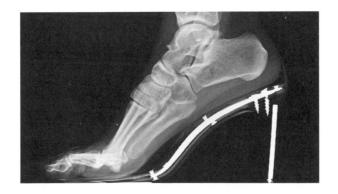

발 전체가 앞으로 쏠려 발가락에 체중이 실린다. 발가
락이 하이힐 모양으로 압박을 받아서 발 관절이 서서
히 변형된다.

세가 되므로 신발 안에서 발이 미끄러지지 않는 게 무엇보다 중요합니다.

먼저 신발 안쪽, 발바닥이 닿는 바닥 원단을 손끝으로 만져보고 매끈매끈한 소재는 피하는 게 좋습니다. 가급적 스웨이드 소재로 고르도록 합니다. 덧붙여 발끝 부분에 완충재가 있거나 발바닥 부분에 푹신푹신한 쿠션이 있어도 발이 잘 미끄러지지 않습니다.

발 주변이 단단히 고정되는 신발을 선택하는 것도 중요한데, 발목과 발등이 고정되지 않은 펌프스는 걸을 때마다 발이 앞으로 미끄러지면서 발가락 쪽으로 체중이 쏠리게 됩니다. 그러면 발 앞쪽이 꽉 눌리게 되어 무지외반증이나 냉증 등 각종 발 문제가 생길 수 있습니다.

평소 펌프스 종류의 하이힐은 되도록 피하는 편이 좋습니다. 하지만 꼭 신어야 한다면 굽 높이를 4센티미터 이내로 하고, 발등과 발목을 고정하는 끈이 달린 걸로 선택하기 바랍니다.

발을 교정하는
보조 기구, 깔창

발은 뼈, 근육, 인대 등 여러 부위가 결합해서 우리 체중을 지탱합니다. 그런데 노화나 운동 부족 등으로 발 아치가 무너지면 체중을 제대로 지탱하지 못하게 됩니다.

앞서 발 아치를 교정하고 보행에 필요한 근육을 단련하는 발 건강 체조를 소개했는데, 이와 함께 추천하고 싶은 상품이 바로 '깔창'입니다. 깔창은 기성품보다는 주문 제작을 하는 게 더 좋습니다.

깔창의
역할

걸을 때 발바닥에 가는 무게를 '점'이 아닌 '면'으로 지탱해 주는 깔창은 발 아치를 받쳐 줘서 보행 시 부담을 덜어 주는 우수한 보조 기구입니다. 깔창을 사용하면 무너진 아치를 올바른 모양으로 들어 올리고 지면을 차는 힘이 부드럽게 전달되어 걸음이 편안해집니다. 충격을 적당히 분산시켜 발목, 무릎, 허리에 가는 부담을 줄여 주기도 합니다.

또한 깔창은 발뒤꿈치를 안정시키는 효과도 있습니다. 발뒤꿈치가 안정되면 발과 몸의 방향이 올바른 각도로 유지되어 한층 편안하게 걷게 됩니다. 이러한 깔창의 뛰어난 효과에 비해 정작 실생활에서 깔창을 제대로 활용하는 사람은 적어 안타까울 따름입니다.

기성품보다
주문 제작품이 이상적이다

시력이 나빠지면 안경을 쓰듯, 노화로 걷기가 힘들어지고 발에 통증을 느낀다면 깔창으로 발을 부드럽게 받쳐 주는 게 좋습니다.

〈맞춤 깔창 예시〉

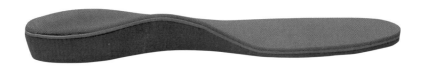

의료용 깔창은 의사에게 진찰받은 뒤 전문가가 처방을 바탕으로 당사자 발에 맞는 깔창을 제작한다. 질환에 따라 보험 적용이 가능한 경우도 있다.

무지외반증으로 고생하는 사람에게도 깔창은 효과적입니다. 깔창은 저렴한 제품부터 고가 제품까지 다양합니다. 하지만 아무래도 온몸의 체중을 지탱하다 보니 값싼 스펀지 소재는 금방 닳아 버리기 쉽습니다. 닳은 깔창은 발에 부담을 더 주므로 전문적인 깔창 제작사에서 맞춤 제작하는 걸 추천합니다.

평소 많이 걷고 오래 서서 일하는 사람이라면 가까운 전문의와 상담하여 자기 발에 맞는 깔창을 사용해 보세요. 건강 보험이 적용되는 경우도 있으니 꼭 문의해 보기 바랍니다.

발톱을
관리해야 하는 이유

발은 심장에서 가장 멀리 떨어져 있어 혈액순환이 원활하지 못한 데다가, 늘 신발 안에서 마찰을 받기 때문에 한번 상처가 생기면 좀처럼 아물지 않습니다. 자칫 사소한 상처라고 등한시했다간 세균이 침투해 큰 병으로 악화될 가능성이 높습니다.

평소 신발과 양말에 가려진 발은 작은 이상 징후를 놓치기 쉬운 부위입니다. 발톱을 깎을 때, 목욕할 때, 자기 전에 발을 꼼꼼히 살펴보며 염증이나 상처는 없는지 확인하는 습관을 가져 봅시다.

안으로 말리는 발톱이나 내성 발톱 등의 발톱 문제로 고민하는 잠재 환자 수가 무려 1,000만 명에 이른다고 합니다. 노인 시설을 이용하는 고령자의 96.5퍼센트가 발톱에 문제가 있다는 데이터도 있습니다.

발톱은 너무
짧게 자르지 않는다

나이가 들어도 발이 제대로 기능하려면 평소 발 관리를 꼼꼼하게 해야 합니다. 발 관리에는 발톱도 포함됩니다. 잘 알려지지 않았지만 발톱도 걸을 때 중요한 역할을 담당하기 때문입니다.

우선 발톱은 자르는 방법이 손톱과 다릅니다. 발가락과 손가락에 가는 무게가 다르기 때문입니다. 손톱은 손가락 모양에 맞춰 둥글게 자르면 됩니다. 너무 바싹 깎지만 않는다면 별문제가 없습니다.

대다수는 발톱 역시 손톱 자르듯 짧게 자르는데, 체중을 지탱하는 역할을 하는 발톱은 너무 짧게 자르면 안 됩니다. 발가락은 체중이 실릴 때마다 발가락 살이 지면을 눌러서 앞이나 좌우로 튀어

나오기 때문입니다. 발톱을 너무 짧게 자르면 걷거나 운동할 때마다 튀어나온 살이 발톱에 찔려서 심한 경우 염증을 일으킬 수 있습니다.

스키장에 비유하면 이해하기 쉽습니다. 눈 위를 스키부츠(짧은 발톱)를 신고 걸으면 어떻게 될까요? 발은 완전히 눈 속에 빠지게 됩니다. 반면 길쭉한 스키 플레이트(긴 발톱)를 신으면 발이 눈 속에 빠지지 않습니다.

발톱도 마찬가지입니다. 스키 플레이트처럼 어느 정도 길이가 있으면 체중이 발가락에 실려도 발톱이 살을 찌르는 일이 없습니다. 반면 발톱을 너무 짧게 자르면 체중이 발가락에 실리면서 발톱이 아래에서 튀어나온 살을 찔러 염증이 생기게 됩니다.

발톱
자르는 방법

발톱은 위에서 봤을 때 발가락 살이 보이지 않을 정도로 자르는 게 이상적입니다. 발가락 끝에 맞춰서 자르되, 둥근 모양이 아니라 사각형 모양으로 자르는 겁니다.

발톱의 좌우는 체중을 지탱하도록 남겨 두고 끝부분만 직선으로 자른 다음 발톱 모서리만 살짝 둥글게 정돈하면 됩니다. 이 방법을 '스퀘어 오프(Square off)'라고 합니다. 이 방식으로 발톱을 자르려면 발톱깎이 칼날이 구부러진 발가락용이 아닌 일자형이 바람직합니다.

발톱의
중요한 역할

앞서 발톱이 존재하는 이유는 체중을 지탱하기 위해서라고 했는데, 발끝에 무게 중심을 싣거나 발로 지탱할 때 발끝에는 더 큰 부담이 가게 됩니다. 이때 발톱은 발가락 끝을 완만하게 받쳐 주는 역할을 합니다.

원래 손톱과 발톱은 안으로 말려들어 가며 자라는 성질이 있습니다. 평소 걸을 때 발가락에 균일하게 힘이 실리면 발가락 살이 지면을 누르면서 발톱이 완만한 곡선을 유지합니다. 그러나 운동 부족 등으로 발가락을 제대로 사용하지 않거나 발가락에 균일하게 힘이 실리지 않으면 발톱은 점점 안으로 말려들어 갑니다.

〈올바른 발톱 모양〉

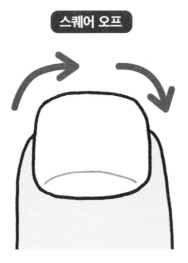

발톱은 둥근 모양이 아니라 사각형 모양으로 잘라야한다. 발톱을 짧게 자르지 않도록 주의하고 발톱을 위에서 봤을 때 발가락 살이 보이지 않을 정도로 자른다.

발톱 문제로 고생하는 환자 수는 날로 증가하는 상황입니다. 나이가 들면서 아치가 무너지면 걸을 때마다 발가락에 걸리는 부하가 커집니다. 그렇게 되면 안으로 말리는 발톱이나 내성 발톱으로 변할 가능성이 큽니다. 결국 발톱 질환은 발 아치가 무너지면서 시작된다고 해도 과언이 아닙니다.

발톱 문제로 고민하더라도 통증을 느끼지 않는다면 평소 발톱과 발가락을 청결하게 관리하고 발 건강 체조만 꾸준히 해도 문제를 해결할 수 있습니다. 그러나 발톱이 심하게 살을 파고들어 염증을 일으킨다면 신속히 의사의 진단을 받아야 합니다.

발톱이 자라는 속도는 제각각이라 발톱을 자르는 주기는 사람마다 다르지만, 누구든 발톱을 자를 때는 평소 발 상태를 유심히 살펴봐야 합니다. 염증이나 무좀은 물론, 작은 상처 하나도 그냥 지나치면 안 됩니다. 왜냐하면 발끝은 웬만해서는 상처가 잘 낫지 않는 부위이기 때문입니다.

발을
청결하게 유지하는 법

발을 진료하다 보면 발을 청결하게 관리하는 사람이 의외로 드물 다는 사실을 알게 됩니다. 바꿔 말하면 발이라는 부위는 평소 청결 하게 관리하기가 어렵다는 뜻이기도 합니다.

하지만 장시간 양말과 신발에 덮여 있는 발이야말로 피지나 양말 섬유질에 쌓여 악취를 풍기고 세균이 번식하는 등 가장 오염되기 쉬운 부위입니다.

발을
꼼꼼히 말려라

반복하지만 발의 질병은 곧 신체 다른 부위의 질병으로 이어집니다. 건강을 위해서라도 목욕할 때 발을 구석구석 꼼꼼하게 씻는 습관을 들여야 합니다. 발가락이나 발톱에 묻은 먼지는 육안으로 잘 보이지 않으므로 안 쓰는 칫솔이나 치실로 깨끗하게 씻어야 합니다.

특히 목욕하고 난 다음이 중요합니다. 수건으로 온몸의 물기를 닦아 내고 드라이기로 머리카락을 꼼꼼히 말리는 사람은 많아도, 발가락 사이까지 물기를 닦아 내는 사람은 드뭅니다.

하지만 발가락 사이에 수분이 남으면 무좀의 원인이 됩니다. 매일 다양한 발 질환 환자들을 접하다 보면 자신이 무좀을 앓고 있음을 모르는 경우가 많습니다. 평소 목욕 후 발가락 사이를 꼼꼼하게 씻고 물기를 잘 말리는 습관을 들이기만 해도 무좀을 예방할 수 있습니다.

또한 발바닥에는 굳은살이나 티눈이 생기기 쉽습니다. 굳은살이나 티눈이 있어도 통증이 없으면 대수롭지 않게 넘어가는 경우가 많은데, 설령 통증이 없어도 세심히 관찰할 필요가 있습니다.

〈굳은살이 생기는 부위와 그 원인〉

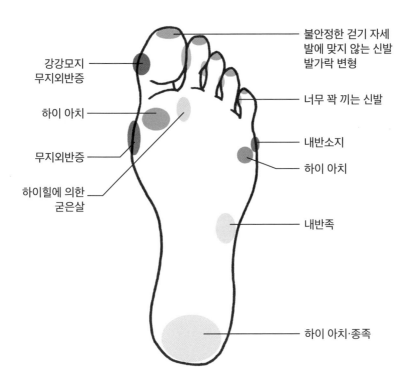

강강모지
무지외반증

하이 아치

무지외반증

하이힐에 의한
굳은살

불안정한 걷기 자세
발에 맞지 않는 신발
발가락 변형

너무 꽉 끼는 신발

내반소지
하이 아치

내반족

하이 아치·종족

하이 아치란 발등이 너무 높아서 발바닥이 충분히 착지하지 못하는
상태를 말한다. 종족이란 발끝이 떠 있고 발뒤꿈치만 착지하는 상태
를 말한다.

내반족은 발목에서 발가락까지 안쪽으로 기울어진 상태, 내반소지
는 새끼발가락이 바깥쪽으로 휘어져 변형되는 상태, 강강모지는 엄
지발가락의 제1관절 부분이 잘 움직이지 않는 상태를 뜻한다.

굳은살과
티눈을 관리하자

굳은살이나 티눈은 특정 부위에 압력이나 마찰이 지속적으로 가해지면서 각질이 부풀어 올라 딱딱해진 상태를 말합니다. 굳은살은 각질이 피부 바깥쪽을 향해 부푼 거라면, 티눈은 각질이 피부 안쪽으로 파고들어 삼각뿔 모양의 심을 만든 겁니다.

경미한 굳은살이라면 스스로 깎거나 치료해도 큰 문제가 없습니다. 단, 가급적 표면이 거칠지 않은 발 각질 제거용 돌을 추천합니다. 두꺼운 각질을 긁어낸 뒤에는 충분히 보습제를 발라 피부를 정돈해야 합니다.

만일 관리하지 않고 방치해 두면 굳은살은 점점 커집니다. 이는 마치 발바닥에 자갈을 깔고 걷는 격이라서 걸을 때 피부에 상처가 나고 균형감각에 지장을 줄 수 있습니다. 굳은살이 심해지거나 스스로 깎아 내기가 부담스럽다면 병원을 찾기 바랍니다. 의사가 능숙하게 깎아 내면 이후 관리하기도 쉽습니다.

티눈의 경우 통증을 동반하는 경우가 많습니다. 증상이 심하다면 시중에서 판매하는 티눈 패드를 사용하거나 전문의의 치료를 받는 등 신속한 조치를 취해야 합니다.

군은살이나 티눈은 발이 보내는 이상 신호 중 하나입니다. 방치하지 말고 근본적인 해결 방법을 찾아서 실천해 봅시다. 근본 원인을 해결하지 않으면 언제고 같은 증상이 반복될 수 있습니다.

첫째도 둘째도
보습이 생명

나이가 들수록 걸을 때 통증을 느끼거나 발 뼈를 다치는 경우가 많은데, 이는 지방층이 줄어들었기 때문입니다. 젊을 때는 체중이 가장 많이 실리는 발바닥이라도 지방층이 두꺼워서 큰 무리가 없습니다. 마치 발바닥에 푹신한 쿠션이 달려 있는 모습이지요.

그런데 나이가 들면 쿠션 역할을 하는 지방층이 점점 줄어듭니다. 지면의 충격을 흡수하는 쿠션이 얇아지니 그만큼 발에 받는 압력은 커집니다. 군은살이나 무지외반증 역시 노화로 인한 지방층 감소가 주요 원인입니다.

발의 지방층이 줄어들면 생기는 문제에 대한 최고의 대책은 보습을 철저히 하는 겁니다. 피부에 수분을 충분히 보충한다면 어느 정도 탄력성을 유지할 수 있습니다. 목욕 후 크림을 듬뿍 바르거나 마사지를 하며 피지 분비를 촉진하는 등 평소 발 보습에 신경 써야 합니다.

참고로 신체 각질층 중에 발 각질층이 가장 두껍습니다. 특히 발 가락은 다른 부위보다 각질이 몇 배나 두꺼워 그만큼 건조해지기도 쉽습니다. 이렇듯 발은 늘 자극과 압력에 노출되어 있는데, 건조한 상태로 방치까지 하면 어떻게 될까요?

각질이 건조해져 하얗게 일어나고 주름을 따라 쩍쩍 갈라지는 갈라짐이 생기게 됩니다. 발 갈라짐이 심해지면 가장 큰 문제가 갈라진 부분에서 피가 나거나 염증이 생긴다는 점입니다.

밖으로 내보이는 얼굴이나 손 등은 일상생활 속에서 각질이 자연스럽게 떨어져 나가지만 신발이나 양말로 덮인 발은 그렇지 못합니다. 가뜩이나 각질이 두꺼워서 건조해지기 쉬운 부위인데 말이지요. 더욱이 발은 땀이 잘 차서 잡균이 생기기 쉽고, 발가락 사이에 각질과 땀이 쌓이면 발 냄새와 무좀의 원인이 됩니다.

이를 예방하려면 평소 발을 청결하게 관리하고 보습을 철저히 하며 실내에서도 깨끗한 양말을 착용하는 게 좋습니다. 발가락과 발가락이 밀착되지 않고 일정한 통기성을 유지하는 발가락 양말도 도움이 됩니다.

평생 건강한 발을 만드는 관리법

마지막으로 누구나 쉽게 손으로 할 수 있는 발 관리법을 소개하려고 합니다. 만약 하루 종일 하이힐을 신었다면 발가락이 짓눌려 딱딱하게 굳은 상태일 겁니다. 자기 전에 발가락을 벌리는 스트레칭으로 피로를 풀어 주는 건 어떨까요?

발가락 사이를 넓게 벌리는 스트레칭은 혈류 개선과 유연성 향상에 효과적입니다. 힘들다면 페디큐어용 '발가락 실리콘 끼우개'를 사용해도 좋습니다.

최근에는 종아리용 마사지 기구를 시중에서 쉽게 구매할 수 있습니다. 하지만 기구가 없어도 괜찮습니다. 손으로 종아리를 잘 주물러서 근육을 풀어 주기만 해도 비슷한 효과를 볼 수 있습니다.

종아리를 마사지하면서 동시에 발목을 빙글빙글 돌리면 혈액순환이 더욱 촉진됩니다. 종아리를 꼼꼼하게 풀어 주면 온몸에 혈액이 골고루 퍼지는 걸 체감할 수 있습니다.

하루 5분만
투자하자

장시간 의자에 앉아서 생활한다면 앉은 자세에서 다리를 살짝 펴고 발가락을 올렸다 내렸다 하는 동작을 해 봅시다. 10~20회 정도로 점차 횟수를 늘려가다 보면 종아리 혈액순환이 잘 되고 경직된 근육이 풀리게 됩니다.

평소 많이 걷거나 장시간 서서 일하는 사람이라면 다리가 쉽게 피로해집니다. 자기 전 발밑에 큼직한 수건 몇 장을 깔아서 무릎 아래를 바닥보다 높게 만들어 보세요. 이때 다리를 너무 높이 올리면 무릎이나 허리에 부담이 가니 주의해야 합니다. 이처럼 다리를 상체보다 위로 올리는 자세는 다리의 혈액순환에 효과적입니다.

여기서 소개한 방법들은 힘들거나 어려운 방법이 아닙니다. 일상에서 누구나 실천할 수 있는 습관입니다. 한번에 오래 무리하지 말고 부담 없는 선에서 날마다 조금씩 실천해 보기 바랍니다.

발은 우리 몸 전체의
건강과 직결된다

의료에는 각 분야에 특화된 전문의가 존재합니다. 발도 예외가 아니지요. 서양에는 안과의사, 치과의사 외에도 족부 전문의(Podiatrist)라고 해서 발을 전문적으로 진찰하는 의사가 있습니다.

반면 한국에서는 정형외과, 피부과, 성형외과, 혈관외과 등 발과 관련된 질환이 각 진료과로 나뉘어져 있습니다. 환자가 증상을 스스로 판단해서 진찰받을 진료과를 선택해야 하는 거지요. 한국의 발 치료가 서양에 비해 뒤처진 이유는 서양의 족부 의학처럼 발만 종합적으로 진료하는 체제가 많지 않은 탓입니다.

인체의 축소판,
발에 집중해야 하는 이유

여기까지 읽으셨다면 이해하셨으리라 믿습니다. 발은 그저 몸의 맨 끄트머리 부위가 아니라 몸의 모든 건강과 직결되는 중요한 부위라는 걸 말입니다.

발의 통증이 심각한 질병과 밀접한 연관이 있다면, 조기에 치료하는 게 무엇보다 중요합니다. 발에 증상이 나타나는 질병 중에 대표적으로 당뇨병이 있지요. 만일 이를 방치하고 치료 시기를 놓쳤다간 영영 다리를 잃을지도 모릅니다. '아프지 않으니 괜찮겠지', '이 정도면 참을 만하니 더 심각해지면 그때 병원에 가 보자'라는 안일한 생각이 자칫 큰 화를 자초할 수 있습니다.

물론 체조를 하거나 신발을 바꾸기만 해도 발의 통증이 말끔히 사라지기도 합니다. 하지만 발에 나타나는 증상이 당뇨병, 통풍, 류마티스 관절염 등 전신 질환의 징후인 경우도 적지 않습니다. 발이 보내는 구조 신호를 간과해서는 안 되는 이유가 여기에 있습니다.

저는 사람들에게 발 건강에 관심을 갖도록 하기 위해 2019년 '사단법인 발 지킴이'를 설립했습니다. 아울러 발 관련 의학 사이트

(https://ashibyo.com) 운영진으로도 활동 중입니다. 세미나를 열고 온라인으로 소통하면서 족부 의학과 발 건강 정보를 널리 알리는 데 노력하고 있습니다.

저와 같은 병원에서 일하는 족부 전문의들은 모두 발에 정통한 전문가입니다. 발의 치료와 수술, 더 나아가 신발(깔창)과 운동법까지 종합적으로 진료합니다. 저희와 같은 동료들이 한국에도 더 많아지기를 기원합니다.

발에 관한 고민이 있을 때 가까운 족부 전문의에게 바로 상담하고, 정기적으로 발 검진을 받고, 이상이 있으면 신속히 치료하는, 그런 사회가 조만간 오리라 예상합니다.

그때까지 이 책을 참고해서 '100세까지 건강한 발'을 유지하시기 바랍니다. 마지막으로 이 책을 집필하는 데 조언과 협조를 아끼지 않은 시모키타자와 병원의 오카모토 코이치 씨, 이노쿠마 미호 씨, 다케다 나오토 씨, 오지마 마미 씨에게 진심으로 감사드립니다.

당뇨, 고혈압부터 혈액순환까지

당신이 아픈 건 발 때문이다

1판 1쇄 2023년 9월 26일
1판 2쇄 2023년 11월 27일

지은이 기쿠치 마모루
옮긴이 나지윤
펴낸이 유경민 노종한
책임편집 구혜진
기획편집 유노라이프 박지혜 구혜진 **유노북스** 이현정 함초원 조혜진 **유노책주** 김세민 이지윤
기획마케팅 1팀 우현권 이상운 **2팀** 정세림 유현재 정혜윤 김승혜
디자인 남다희 홍진기
기획관리 차은영
펴낸곳 유노콘텐츠그룹 주식회사
법인등록번호 110111-8138128
주소 서울시 마포구 월드컵로20길 5, 4층
전화 02-323-7763 **팩스** 02-323-7764 **이메일** info@uknowbooks.com

ISBN 979-11-91104-75-2(13510)